Schützendorf (Hrsg.)

Kommunikation mit Menschen mit Demenz

Worte, Gesten und Blicke, die berühren

Kommunikation mit Menschen mit Demenz

Worte, Gesten und Blicke, die berühren

hrsg. von

Erich Schützendorf

mit Beiträgen von

Petra Endres
Dr. Ingo Kilimann
Prof. Dr. Dr. Andreas Kruse
Sophie Rosentreter
Dr. Svenja Sachweh
Christine Schön
Erich Schützendorf
Ulrike Weigel

medhochzwei

Bibliografische Information der Deutschen Nationalbibliothek

Die Deutsche Nationalbibliothek verzeichnet diese Publikation in der Deutschen Nationalbibliografie; detaillierte bibliografische Daten sind im Internet über

http://dnb.d-nb.de abrufbar.

Bei der Herstellung des Werkes haben wir uns zukunftsbewusst für umweltverträgliche und wiederverwertbare Materialien entschieden.

Der Inhalt ist auf elementar chlorfreiem Papier gedruckt.

ISBN 978-3-86216-601-5
ISBN eBook 978-3-86216-602-2

medhochzwei Verlag GmbH
69115 Heidelberg
Alte Eppelheimer Str. 42/1
E-Mail: info@medhochzwei-verlag.de
Web: www.medhochzwei-verlag.de

Satz: Reemers Publishing Services GmbH, Krefeld
Umschlaggestaltung: Klinkdesign, Köln
Illustrationen: Sibel Karan, Sibelzahntiger
Druck: ADverts printing house, Riga
A002

Inhalt

Vorwort

Als junger Fachbereichsleiter für Fragen des Älterwerdens betrat ich 1976 zum ersten Mal ein Altenheim. Während meines Studiums hatte ich erfahren, dass die Defizit-These vom Alter hinfällig sei und dass der Mensch auch im Alter lernfähig bliebe. Beseelt von dieser damals neuen Erkenntnis, entwickelte ich den Ehrgeiz, die brachliegenden „Potenziale" der Alten zu fördern. Ich organisierte unter anderem Gesprächskreise, Sprachkurse und Gymnastikkurse in Altenheimen. Bei meinen Besuchen bemerkte ich einige wenige BewohnerInnen, die sich anders, jedenfalls nicht wie gewöhnliche Erwachsene verhielten. Sie wussten nicht, wo sie sich befanden, konnten ihr Alter nicht angeben, sie verliefen sich, kramten unentwegt in ihren Taschen oder saßen fast regungslos auf ihrem Stuhl.

Ich begann mich für diese Menschen zu interessieren und war sehr bald von ihnen fasziniert. Der Begriff „Demenz" war damals kaum bekannt. Man ging von einem geradezu natürlichen Abbau im Alter aus und betrachtete das verwirrte und verrückte Verhalten der Menschen als eine besonders fortgeschrittene und bedauernswerte Form des Abbaus. Ich war dagegen überzeugt, die verschütteten Fähigkeiten dieser Menschen reaktivieren zu können und versuchte es mit einem Training, das sich Realitätsorientierung nannte. Aber alle Versuche waren vergebens. Könnte man die Menschen nicht einfach lassen wie sie sind und ihnen eine Umgebung schaffen, in denen sie in Ruhe verrücken dürfen?

Ich begann, spezielle Angebote für diese Menschen zu entwickeln und legte dabei sehr viel Wert auf Erinnerungen, Sinne und Gefühle. Ich wollte von ihnen nicht wissen, wann und wie sie früher getanzt haben, sondern habe mit ihnen getanzt und sie mit mir. Die Menschen ihrerseits wollten von mir nicht wissen, was ich beruflich mache, was ich studiert habe und was ich kann. Sie achteten dagegen sehr auf den Klang meiner Stimme, auf meinen Geruch und die Art, wie ich mich bewegte und ob ich mir Zeit für sie nahm.

Es war wohltuend und entspannend mit Menschen zusammen zu sein, die einfach sie selber waren und ihren Gefühlen, sowohl den schönen als auch den nicht so schönen, freien Lauf ließen.

Meine Schwärmereien über die Menschen mit Demenz und ihren Eigen-Sinnigkeiten fanden in den 1970er und 1980er Jahren kein Gehör. Bekannte und Freunde wunderten sich über meine Erzählungen und Angehörige wollten wissen, wie das von der Norm abweichende Verhalten der Menschen mit Demenz zu verhindern wäre. An den sinnlichen Fähigkeiten und den Erlebniswelten der Menschen mit Demenz waren sie nicht interessiert. Als ich einem Ehepaar, deren Mutter mit farblich unterschiedlichen Strümpfen in die Stadt ging, erklären wollte, dass ihre Mutter ihre bunte Kleidung gewiss schick fände, brachen sie das Beratungsgespräch kopfschüttend ab.

Heute weiß die Fachwelt sehr viel mehr über Demenz und die Menschen, die davon betroffen sind. Für die Kinder, Partner, Verwandten, Bekannten und Freunde ist es aber jedes Mal das erste Mal, dass sie hautnah miterleben, wie sich ein vertrauter Mensch vom Verstande weg entwickelt. Sie müssen sich das Wissen, die Erfahrungswerte und einige bewährte Strategien für den Umgang mit Menschen erwerben. Das ist, wie im Interview mit Sophie Rosentreter nachzulesen ist und wie ich in 40-jähriger Beratungstätigkeit mit Angehörigen erlebt habe, manchmal ein schmerzhafter Prozess. Dieser Band möchte Hilfestellung sein, den alltäglichen Umgang mit Menschen mit Demenz zu erleichtern.

Was erwartet Sie beim Lesen dieses Buches?

Eine zentrale Schwierigkeit, vor der die Angehörigen[1] stehen, ist die Kommunikation. Wie redet man mit den Menschen, wie kann man sich verständigen, wie erfährt man ihre Wünsche, wie teilt man sich ihnen mit?

1 Der Herausgeber verzichtet auf die oft verwendete Bezeichnung „An- und Zugehörige".

BEISPIEL

„Ich weiß nicht, was ich mit ihm reden soll", entschuldigt sich ein Mann, weil er seinen Freund, der sich geistig stark verändert hat, nicht mehr besucht.

„Ich habe meinen Mann zu Hause, bin aber trotzdem alleine. Man würde sich ja auch gerne unterhalten und das ein und andere besprechen. Das geht nicht mehr", klagt eine Ehefrau.

Wer sich einem Menschen mit Demenz mitteilen, Kontakt zu ihm aufnehmen, sich bei ihm erkundigen, sich einfach unterhalten will, stößt, das zeigen die Klagen des Bekannten und der Angehörigen, schnell an Grenzen. Man wird nicht verstanden, man spürt keine Resonanz, man kann keine Absprachen treffen, man findet keine Themen, die für beide interessant sind. Geduldig versucht man Unverständliches zu deuten und kommt dennoch nicht weiter.

Der Mensch mit Demenz hört nicht zu, ist geistig abwesend, bleibt nicht bei der Sache oder bringt alles durcheinander. Er wiederholt sich, stellt die Frage, die man ihm schon dreimal beantwortet hat, ein viertes Mal oder brabbelt Unverständliches vor sich hin. Er stellt unerfüllbare Forderungen, behauptet Dinge, die nicht stimmen können und verheddert sich in Widersprüchen. Gutgemeinte Erklärungen, Appelle und gutes Zureden prallen an ihm ab. Das sind zugegebenermaßen schlechte Voraussetzungen für ein vernünftiges Gespräch oder einen auf Verständigung abzielenden Dialog.

BEISPIEL

Eine Tochter hat sich ausgiebig Zeit für ihren Vater genommen, danach geht sie in die Küche, um das Essen vorzubereiten. Ihr Vater will nicht alleine sein und ruft nach ihr. Die Tochter erklärt ihm, dass sie doch gerade lange bei ihm war, er einsehen solle, dass sie kochen müsse und verspricht ihm, danach wieder für ihn da zu sein. Ihr Vater ist einverstanden, aber sobald die Tochter den Raum verlässt, ruft er erneut.

Worauf sollte die Tochter in diesem Beispiel achten und wie kann sie sich in dieser Situation verhalten? Um die Beantwortung dieser Fragen geht es in diesem Band. Die Autoren bieten den Angehörigen Überlegungen, Hinweise und Tipps an, wie sie in alltäglichen Situationen den Menschen mit Demenz begegnen können. Sie zeigen Wege und Möglichkeiten auf, die eine Kommunikation mit diesen Menschen und eine wertschätzende und respektvolle Begegnung erleichtern, es Ihnen, den Angehörigen, aber auch ermöglichen, Freiräume für sich zu gestalten und sich selbst gegenüber nicht so streng zu sein.

In dem Beispiel könnte sich die Tochter vorstellen, dass ihr Vater ohne Halt und Sicherheit ist, wenn sie den Raum verlässt. Auf seinen Verstand, der ihm helfen könnte, seine Situation angemessen zu bewerten, kann er sich nicht mehr verlassen. Er weiß nicht, dass er nur vorübergehend alleine gelassen und sich die Tochter bald wieder um ihn kümmern wird. Was könnte jetzt alles um und mit ihm geschehen? Er weiß es nicht und in seiner Not bleibt ihm nichts anderes übrig, als um Hilfe zu rufen.

Mit dieser Einschätzung bieten sich der Tochter verschiedene Möglichkeiten, dem Vater und sich selbst gerecht zu werden. Sie kann den Vater vorübergehend im Nebenraum sich selbst überlassen, um das Essen vorzubereiten. Die Entscheidung klingt vernünftig, hilft ihr aber nicht, denn nun leiden beide. Vater leidet an dem Alleinsein und die Tochter an dem ständigen Rufen. Als Alternative böte sich an, das Essen in Gegenwart von ihrem Vater zuzubereiten, in dem sie ihn mit in die Küche nimmt oder mit ein wenig Aufwand die Vorbereitungen bei ihm im Wohnzimmer oder am Bett erledigt. Sie könnte ihn aber auch, wenn sie Abstand von Vater braucht, alleine zurücklassen und versuchen, das dauernde und damit anstrengende Rufen zu unterbrechen, indem sie sich immer wieder mal kurz bei ihm blicken lässt. Ungewöhnlich, aber durchaus praktikabel wäre es auch, wenn sich die Tochter einen Kopfhörer aufsetzt, um vor dem Rufen geschützt zu sein.

Im ersten Kapitel werden am Beispiel eines Mannes, der von seiner Ehefrau und seinen Kindern am Anfang seiner Veränderungen begleitet wird, typische Kommunikationsprobleme beschrieben und besprochen. Der Neurologe Ingo Kilimann und die Sprachforscherin Svenja Sachweh erklären die Hintergründe für das ungewohntes Verhalten von Menschen mit Demenz. In einem Gespräch mit dem Alternsforscher Andreas Kruse wird der tiefe Respekt vor der Personalität der Menschen mit Demenz betont. Im zweiten Kapitel geht es um Alltagsprobleme, die auftreten, wenn die Demenz weiter vorangeschritten ist. Auch hierzu findet der Leser Erklärungen aus neurologischer Sicht. Im dritten Kapitel beschreiben Angehörige und Praktiker, die sich intensiv mit Menschen mit Demenz beschäftigt haben, ihre Erfahrungen sowie erprobte Methoden für eine gelingende Kommunikation (z. B. Validation, Einsatz von Klängen, Einsatz von körperlichen Kontakt etc.).

Der Herausgeber wünscht allen Angehörigen starke Nerven und viel Kraft, um die sich täglich und manchmal stündlich wiederholenden Herausforderungen gelassen und ruhig so zu meistern, dass sie und die Menschen mit Demenz mit ihren Gefühlen, Stimmungen, Launen und Eigensinnigkeiten gut über den Tag kommen.

Tönisvorst, Juli 2020

Erich Schützendorf

Verwirrende Sprache

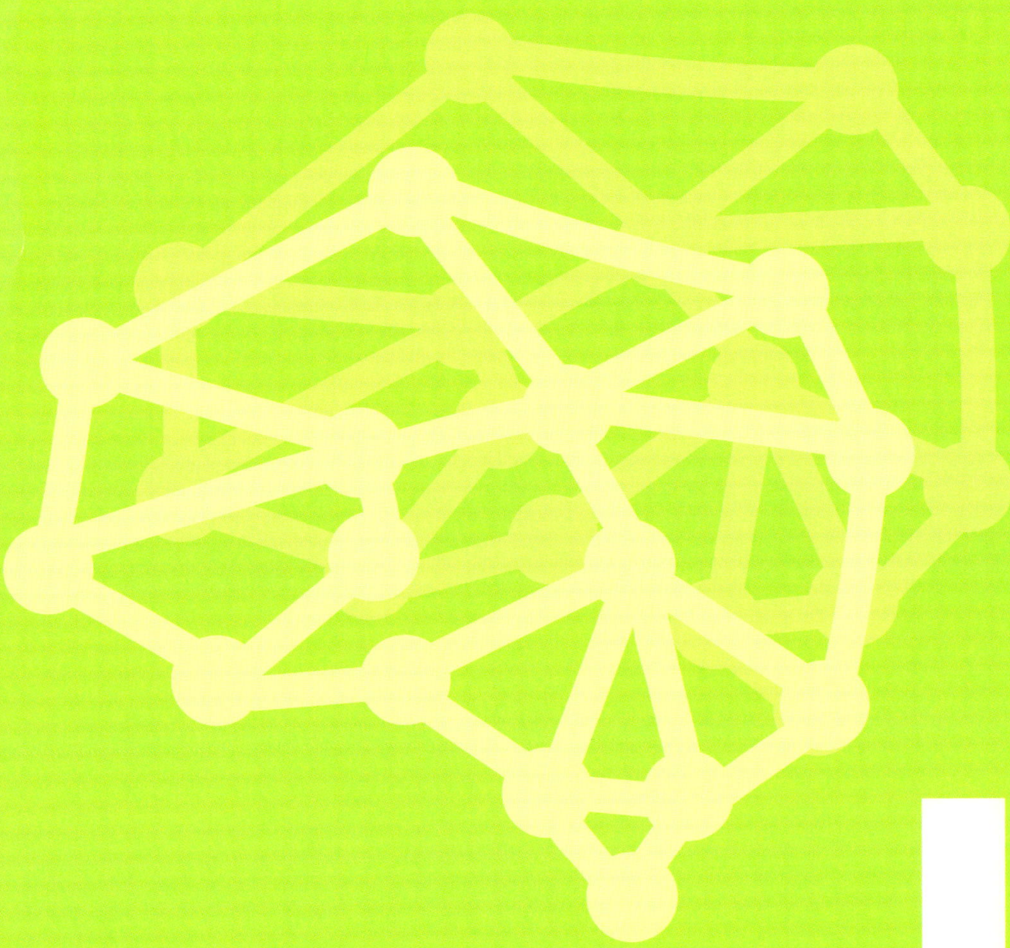

1 Wenn der Haubentaucher zum Taubenhaucher wird

Erich Schützendorf

Man redet miteinander, man unterhält sich, man tauscht sich aus – so ist das in einer normalen Beziehung zwischen Paaren, Kinder und Eltern, Verwandten, Freunden und Bekannten. Man ist nicht immer einer Meinung, man streitet, man schweigt, aber man kann sich darauf verlassen, dass eine Verständigung möglich ist und Missverständnisse bei etwas gutem Willen ausgeräumt werden können. Dann bemerkt man, dass einem vertrauten Menschen immer häufiger sprachliche Fehler unterlaufen und es verdichtet sich der Verdacht, dass etwas nicht stimmt.

BEISPIEL

Ein Ehepaar macht einen Spaziergang und der Mann sagt:
„Sieh mal, ein Taubenhaucher."
Die Frau fragt: „Wo?"
Und dann hält sie irritiert inne.
„Was hast du gesagt?"
Der Mann: „Na, der Vogel da, wie heißt der noch mal?"
„Wie hast du den Vogel genannt?"
„Das weißt du doch."
„Du meinst einen Haubentaucher."
„Ja, habe ich doch gesagt."

Früher hätte der Mann rasch seinen Fehler bemerkt und beide hätten darüber gelacht. Wenn klar ist, dass ein hirnorganisches Krankheitsbild vorliegt, dann sollte auf Belehrungen oder witzige Bemerkungen verzichtet werden. Man kann das verdrehte Wort kommentarlos stehen lassen oder es von der heiteren Seite nehmen.

„Taubenhaucher – hört sich auch gut an."
Natürlich kann man auch nachfragen: „Wolltest du Haubentaucher sagen?"
Vielleicht sagt der Mann dann: „Ja, Taubenhaucher."

Wahrscheinlich merkt der Mann, dass seine Wortschöpfung nicht ganz richtig ist, aber sie scheint ihm auch nicht ganz falsch zu sein. Also belässt man es bei dem Schwebezustand. Man muss dem Mann nicht zu einer korrekten Aussprache verhelfen, sondern ihn als Mensch mit kleinen Fehlern schätzen.

Raten Sie mal, was gemeint ist:

- „Wir sind durch den Heißverkehr gefahren."
- „Ich habe mich verlappert."
- „Ich verliebe dich."
- „Ich bekomme Nerven."

Wenn Sie alles richtig erraten haben, erkennen Sie auch, wenn ein Mensch mit Demenz „Rot" sagt und „Schwarz" meint.

Wenn Wortdreher oder das Verwechseln von Vokalen (statt „Rosinen" „Rasinen") bemerkt werden, muss das noch nicht der Beginn einer demenziellen Veränderung bedeuten. Bei auffällig gehäuftem Auftreten (z. B. „Billere" statt „bittere Pille") ist ein Gespräch mit dem Hausarzt oder ein Beratungsgespräch in einer Memory Klinik jedoch ratsam.

Was macht ein Schwein im Reichstag?

Morgens beim Frühstück liest der Mann in der Tageszeitung. Im Leitartikel heißt es, die Politiker in Berlin sollten nicht jeden Tag eine neue Sau durch das Dorf treiben. Der Mann legt die Zeitung zur Seite und fragt seine Partnerin:

„Sag mal, hast du gestern Abend in der Tagesschau ein Schwein im Reichstag gesehen!?"
Die Frau kann mit der Frage nichts anfangen und sieht den Mann achselzuckend an.
Er sagt: „Ich verstehe nicht, was der Redakteur hier schreibt."
Die Frau gibt zur Antwort: „Die schreiben doch, was sie wollen. Ich verstehe die schon lange nicht mehr."

Die Frau erkennt nicht die Not des Mannes, dem sich das Sprachbild nicht erschließt. Sie ist auf die beginnende Demenz ihres Ehemannes nicht eingestellt. Der Ehemann seinerseits kann seine neue Situation nicht einordnen und bleibt mit seiner Ratlosigkeit zurück. Es ist so, dass bei einer Demenz in der Regel zuerst die Fähigkeit verloren geht, abstrakt zu denken und komplexe Sinnzusammenhänge zu erfassen. Sprachbilder, mit denen ein Zusammenhang veranschaulicht werden soll, werden nicht mehr verstanden. Das Bild der „durch das Dorf getriebenen Sau" für die mit viel Aufregung herausposaunte neue Notwendigkeit ist zu abstrakt. Als Angehöriger sollte man hellhörig werden und einen ärztlichen Rat einholen. Wenn dann eine beginnende Demenz nicht ausgeschlossen wird, sollte man möglichst eine konkrete, leicht verständliche Sprache benutzen. Wenn sich eine Aussage dann doch als zu abstrakt erweist, kann man zurückrudern und es nochmal konkreter probieren. Wenn der Mann der Aufforderung „Leg dich auf's Ohr" nicht folgt, dann versteht er die Wendung vielleicht nicht. Dann bittet man ihn sich hinzulegen und auszuruhen.

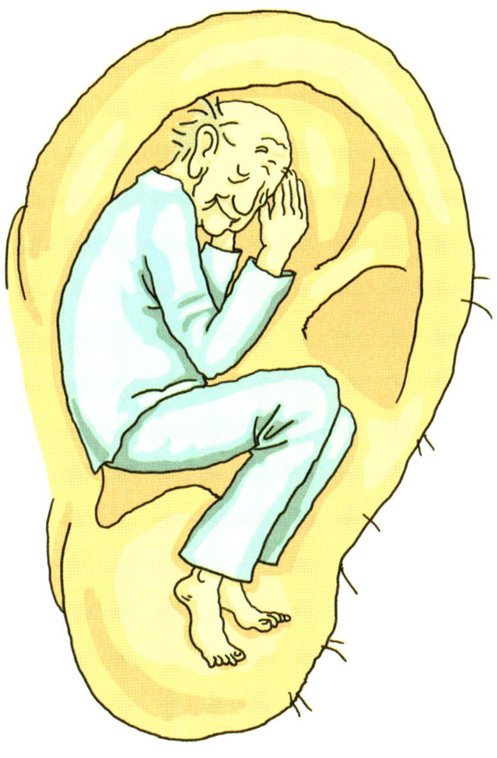

Achten Sie mal darauf, wie oft Sie im Alltag Sprachbilder benutzen.

- „Ich lege mich aufs Ohr.“
- „Butter bei die Fische.“
- „An allem nagt der Zahn der Zeit.“
- „Die Kurve kratzen.“
- „Schuster bleib bei deinen Leisten.“
- „Über den Berg sein.“

Der Apfel fällt nicht weit vom Stamm

Bei einem Besuch von Freunden kommt das Gespräch auf den schwierigen Sohn einer Bekannten.
„Ja, ja“, heißt es, „der Apfel fällt nicht weit vom Stamm.“
Der Mann sagt: „So ist das. Wenn der Apfel runterfällt, dann liegt er am Stamm.“

Die Bekannten schmunzeln, weil sie an einen Scherz glauben. Der Mann aber hat nur das konkrete Bild und nicht dessen Bedeutung erfasst. Die Bekannten setzen ihr Gespräch fort. Der Mann hält sich schweigend zurück. Er beteiligt sich nicht mehr an dem Gespräch, da er merkt, dass es ihn überfordert.

Die Frau und die Freunde wollen ein „vernünftiges“ Gespräch führen und es ist nachvollziehbar, dass sie den Mann an ihrem Gespräch nicht teilnehmen lassen. Dennoch ist es möglich, ihn teilhaben zu lassen. Dazu reicht es aus, dem Mann Momente der Aufmerksamkeit zu schenken: ein wohlwollender Blick, eine Berührung oder ein aufmunterndes Wort. Wenn er den Sinn des Sprichwortes „Der Apfel fällt nicht weit vom Stamm“ nicht versteht und sich mit der Bemerkung „Dann liegt der Apfel am Stamm“ beteiligt, könnte man sagen“ „Ja, das stimmt!“ oder „Da hast du Recht!“ Teilhabe heißt: geachtet und beachtet werden und dies sollte einem Menschen mit Demenz nicht verwehrt werden.

TIPP

Niemand muss ständig Rücksicht auf einen Menschen mit Demenz nehmen, es reicht, wenn ab und an von der abstrakten zur konkreten Ebene gewechselt wird.

BEISPIEL

Der Sohn sagt: „Vater, du bist müde. Leg dich hin."
Vater missversteht die Aufforderung und legt dem Sohn nahe, sich hinzulegen: „Ja, mach das."
Statt dem Vater ein zweites Mal mit einem deutlichen „DU sollst dich hinlegen!" aufzufordern, ist es hilfreicher, die Kommunikationseben nach dem ersten Fehlversuch zu wechseln.
Der Sohn legt ein Kissen und eine Decke neben den Vater auf die Couch und sagt: „Leg dich ein wenig hin. Das tut gut."

TIPP

Zeigen und Vormachen lautet die Devise.

Danach heißt es, geduldig sein und dem Vater Zeit zu lassen, die neue Situation zu erfassen. Wer jetzt zu Wortkaskaden neigt und wortreich seine Aufforderung durchsetzen will, bringt den Vater durcheinander. Wie so oft bewährt sich auch in diesem Fall das Sprichwort: Reden ist Silber, Schweigen ist Gold.

Heitere Wortkreativität

Als die Tochter die Geldbörse im Kühlschrank findet, belehrt sie den Vater, dass diese dort nicht hingehört.
Vater ist jedoch anderer Meinung: „Da bleibt sie doch schön frisch."
Die Tochter reagiert goldrichtig: „Ja, klar. Alles muss frisch bleiben."

Manchmal werden Wirklichkeit und Poesie in Einklang gebracht. Eine Frau schaut aus dem Fenster. Sie zeigt auf den Baum vor dem Fenster und sagt: „Das ist mein Freund. Ich kenne jedes Blatt von dem Baum." Der Besucher setzt sich neben die Frau und betrachtet mit ihr den Baum. Nach wenigen Minuten hat er den Eindruck auch schon das ein und andere Blatt zu kennen.

Die Ehefrau bringt ihren Mann in die Tagespflege. Angesichts der vielen Frauen, die sich im Raum befinden, sagt der Mann: „Eigentlich wollte ich nicht mehr heiraten."
„Du hast ja mich", sagt die Ehefrau.
Er: „Das ist mir zu viel."

„Ich glaube, ich werde verrückt"

Eines Tages kommt der Mann von der Bank zurück, wo er am Geldautomaten Bargeld abholen wollte. Er ist betrübt und sagt zu seiner Frau: „Mit mir stimmt was nicht."
„Wieso?"
„Ich glaube, ich werde verrückt."
„Was ist denn passiert."
„Ich konnte kein Geld abheben. Irgendwann kam die Karte nicht mehr aus dem Automaten."

Die Frau beobachtet seit längerer Zeit, dass mit dem Mann nicht alles in Ordnung ist. Sie ist über seine Vermutung, verrückt zu werden, erschrocken, will ihn jedoch beruhigen und sagt: „Das ist mir auch schon passiert. Die Karte bekommen wir wieder."

Erstaunlicherweise drücken die Menschen mit Demenz oft aus, dass in ihrem Kopf etwas nicht stimmt. Sie sagen zum Beispiel: „Ich glaube, ich werde verrückt.“ Oder sie fassen sich an den Kopf und sagen: „Da ist alles schwarz; bei mir ist alles durcheinander; manchmal ist alles weg.“ Man darf davon ausgehen, dass die Menschen spüren, fühlen und erleben, dass sie sich auf ihren Geist immer weniger verlassen können und das bringen sie auch zum Ausdruck. Auch dann noch, wenn sie sich schon sehr weit vom Verstand entfernt haben. Sie beschreiben den geistigen Zustand, in dem sie sich befinden.

- „Ich weiß es nicht.“
- „Ich weiß es nicht und du weißt es auch nicht.“
- „Erhebe dich, du schwacher Geist mit deinen kaputten Fenstern.“
- „Ich habe doch dich, dass du mich denkst und lenkst.“
- Sie kreisen mit der Hand um ihren Kopf und sagen: „Das kannst du alles haben.“

Manche klopfen sich, wenn sie sich sprachlich nicht mehr ausdrücken können, mit ihrer Hand gegen den Kopf, als ob sie zum Ausdruck bringen wollen: Ich bearbeite das Durcheinander in meinem Kopf.

Soll man die Erkrankung ansprechen?

Angehörige vermuten oft, dass es für den Menschen mit Demenz besser sei, wenn sie auf seine kognitiven Veränderungen nicht eingehen. In der Absicht, sie zu schonen und nicht zu belasten, umgehen sie das Thema oder beschwichtigen und lenken ab.

Die Erfahrung zeigt, dass man durchaus – und auf jeden Fall, wenn die Menschen ihre Defiziterlebnisse selber ansprechen – mit ihnen darüber reden kann. Man zeigt, dass man ihre Sorgen und Befürchtungen ernst nimmt und vermeidet, das Gespräch in eine andere Richtung zu lenken.

Man kann zum Beispiel seine Sorgen aufgreifen und sagen:

- „Du machst dir Sorgen, dass du nicht mehr alles verstehst."
- „Das ist nicht schön, wenn alles durcheinandergerät."
- „Da oben im Kopf, da stimmt was nicht."

Von der Reaktion des Menschen mit Demenz macht man abhängig, ob man sich auf seine Sorgen und Bedenken einlässt oder es bei einem kurzen Signalisieren von Mitgefühl belässt. Es ist wie bei Rückenschmerzen. Wenn man über sie klagt, hat man lieber einen Menschen, der einen versteht: „Au. Das muss schmerzhaft sein." Nicht so gerne hört man:

- „Das geht vorüber."
- „Wer hat das nicht."
- „Nichts Schweres heben!"
- „Geh zum Arzt!"
- „Nimm deine Tabletten!"

BEISPIEL

In Gegenwart von Dritten kann das Benennen der Krankheit knifflig werden. Der Sohn begleitet Mutter zu einem ersten Beratungstermin beim Kardiologen.
Die Mutter sagt zu dem Arzt: „Hier war ich schon mal. Und Sie kenne ich."
Der Arzt reagiert freundlich. „Wir sehen uns zum ersten Mal."
Die Mutter bleibt dabei: „Doch, ich kenne Sie. Ich war ja schon mit meiner Tochter bei Ihnen."

Der Sohn versucht dem Arzt ein Zeichen zu geben, dass er mitspielen soll. Bis der versteht, was mit der Mutter los ist, vergehen ein paar peinliche Sekunden, die sich wie Minuten anfühlen.

Warum teilt der Sohn dem Arzt die Diagnose „Demenz“ nicht mit? „Das würde ich niemals im Beisein meiner Mutter sagen, denn sie ist ja ihrer Ansicht nach nicht dement.“ Dann ergänzt er: „Das gehört sich nicht. Man redet nicht im Beisein eines Menschen über ihn und schon gar nichts, was er nicht hören will.“
Der Sohn hätte sich die Peinlichkeit ersparen können, wenn er beim Betreten der Praxis die Sprechstundenhilfe diskret über den Zustand der Mutter informiert hätte.

„Ich bleibe hier sitzen“

Die Tochter nimmt sich Urlaub, um die Mutter zu entlasten. Voller Elan und mit frischem Mut will sie den Vater verwöhnen. Ein Spaziergang an der frischen Luft scheint ihr ein erster wichtiger Schritt zu sein, um dem Vater eine Freude zu bereiten.

Fröhlich fordert sie ihn auf: „Komm, Papa, wir gehen spazieren. Draußen ist so klare Luft.“
Er sagt: „Ich bleibe hier sitzen, hier bin ich sicher.“
Die Tochter überhört den Wunsch: „Nach dem Spaziergang gehen wir ins Café, wo es deinen Lieblingskuchen gibt.“
„Setz dich zu mir“, erwidert der Vater.
Die Tochter gibt ihren Vorsatz auf und verspricht: „Ich hole jetzt ein Stück Kuchen im Café und dann machen wir es uns gemütlich.“

Der Vater sagt deutlich, was er will und offensichtlich weiß er auch, was ihm guttut. Im Moment fühlt er sich an seinem Platz sicher und er befürchtet eine Überforderung, wenn er irgendwo hingehen soll, wo er sich nicht mehr auskennt. Angehörige überhören und übersehen die Wünsche von Menschen mit Demenz gerne, weil sie in der guten Absicht handeln, jemandem, wie hier dem Vater, einen Gefallen zu tun und ihn zu seinem Glück überreden wollen. Dann sind sie enttäuscht, wenn der Mensch auf ihre Anregungen nicht eingehen will.

Das führt leicht zu einer Unzufriedenheit aufseiten der Angehörigen, die sich anstrengen und kein Entgegenkommen oder gar Dankbarkeit für ihre Bemühungen ernten. Hilfreich ist es, davon auszugehen, dass sich die Bedürfnisse der Menschen ändern können. Früher wäre der Vater für seinen Lieblingskuchen weite Wege gegangen. Heute sind ihm Ruhe, Sicherheit und Geborgenheit wichtiger. Und da er das sagt, gibt es keinen Grund, ihn zum Spaziergang zu überreden. Die Tochter sieht das glücklicherweise rasch ein.

Im Allgemeinen orientiert man sich an dem mutmaßlichen Willen eines Menschen, der seine Wünsche nicht artikulieren kann. Man fragt sich also, was der Mensch gewollt hätte, wenn er bei klarem Verstand wäre. Dabei wird leicht übersehen, dass die Menschen neue Bedürfnisse entwickeln und diese auch zum Ausdruck bringen. Bevor man diese neuen Wünsche als unvernünftig abtut, sollte man berücksichtigen, dass es einen natürlichen Willen gibt und es ein Recht auf unvernünftige Selbstbestimmung gibt, sofern eine Selbst- oder Fremdgefährdung ausgeschlossen ist.

Zudem sollte man sich fragen, ob man eigene Bedürfnisse auf den Menschen mit Demenz überträgt. Es könnte ja sein, dass es die Tochter ist, die lieber einen Spaziergang unternimmt, statt untätig bei dem Vater zu verweilen. Oder dass der Sohn die Mutter gerne mobilisieren möchte und die Mutter sich lieber ihrem „Freund, dem Baum“, widmet.

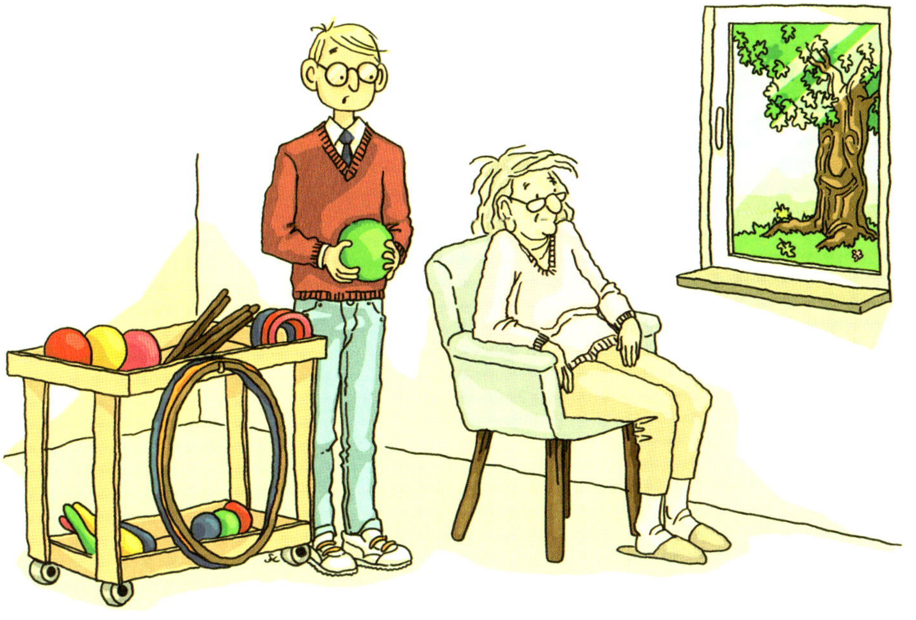

Wann ist Goethe geboren?

Beim gemütlichen Kaffeetrinken will die Tochter die Zeit nutzen und mit leichten Übungen das Gedächtnis des Vaters trainieren.

„Vater, wie nennt man ein Nagetier mit ‚M'?"
„Weiß ich nicht."
„Es fängt mit ‚M' an, dann kommt ‚A'", gibt die Tochter eine Hilfestellung.
„Made", sagt der Vater voller Stolz.
Die Tochter will eine korrekte Lösung: „Maus, Papa! Maus!"
Der Vater lässt sich nicht beirren: „Da gibt es keinen Unterschied."

Stellen Sie sich vor, jemand fragt sie aus heiterem Himmel: „Wann ist Goethe geboren?" Als gebildeter Bürger müssten Sie das eigentlich wissen, wollen aber Ihre Unwissenheit verbergen. Also sagen Sie: „Ich weiß es, aber es fällt mir im Moment nicht ein." Will der Fragende Sie ärgern, wird er Ihre Unkenntnis offenlegen wollen und er hakt nach: „Das müssen Sie doch wissen!" Sie können jetzt zum Gegenangriff übergehen: „Wissen Sie das denn?“ Oder Sie lenken von der Frage ab: „Es gibt Wichtigeres.“ Für den Vater ist die Frage nach der Maus genauso schwierig wie die Frage nach dem Geburtsjahr von Goethe, und entsprechend reagiert er: ausweichend, verärgert, abwehrend, beleidigt oder rechthaberisch.

Einfach klingende Fragen sind eben für Menschen mit Demenz nicht immer leicht zu beantworten.

- „Wann hast du gefrühstückt?“
- „Hast du deine Tabletten genommen?“
- „Wo ist der Haustürschlüssel?“
- „Hattest du Stuhlgang?“

Die Antworten auf präzise Fragen fallen entsprechend unpräzise aus:

- „Ja, immer.“
- „Hast DU die denn genommen?“
- „Der ist nie, wo er sein soll.“
- „Das geht mich nichts an.“
- „Das muss ich nicht mehr wissen.“

Es liegt auf der Hand, dass nach einer ungefähren oder falschen Antwort die Aufforderung: „Überlege mal!“, nicht besonders hilfreich ist.

Schwierige Fragen

Schließlich gelingt es der Tochter dennoch, den Vater zu einem Spaziergang zu bewegen. Vor dem Haus treffen sie eine Nachbarin, die sich über das Wiedersehen freut. Sie fragt nach dem Befinden, was die beiden vorhaben und Vater gibt Antworten, die so allgemein sind, dass sie zu dem Gesprächsverlauf passen.

- „Man kann froh sein, eine Tochter zu haben.“
- „Wir zwei machen uns auf den Weg.“

Die Nachbarin kann nicht erkennen, dass der Mann eine Fassade errichtet, um nicht zugeben zu müssen, dass er nicht „im Bilde" ist. Er wirkt auf die Nachbarin wie früher. Hätte sie ihn nach dem Ziel des Spazierganges gefragt, hätte die Fassade begonnen zu bröckeln. Möglicherweise hätte er sie aufrechterhalten können, indem er geantwortet hätte: „Mal sehen, wo meine Tochter mich hinbringt." Nachdem die Nachbarin sich verabschiedet hat, fragt der Vater seine Tochter: „Wer war das?" Der Vater hat während des Gesprächs versucht, soziale Konventionen einzuhalten. Er ahnt, was von ihm erwartet wird, weiß es aber nicht genau. Das Aufrechterhalten der Fassade hat ihm gewiss Kraft gekostet und er wird froh sein, eine Tochter zu haben, die ihn nicht belehrt, korrigiert oder ihm gar Vorwürfe macht.

Normalerweise sind Fragen ein gutes Mittel, von einem Menschen zu erfahren, was er möchte. Bei Menschen mit Demenz sind Fragen allerdings nicht das Mittel der ersten Wahl. Sie hören eine Frage, wissen, dass Sie eine Antwort geben sollen und dann antworten Sie, was gerade passt oder Ihnen in den Sinn kommt.

Wer fragt, hat Macht

Es gibt keine größere Ungerechtigkeit als diejenige, wo der eine das Recht hat Fragen zu stellen und der andere die Pflicht antworten zu müssen.

„Gehst du mit mir?"
„Nein."
„Warum denn nicht?"

„Gehst du mit zur Toilette?"
„Da war ich schon."
„Wann denn?"

„Wo gehst du hin?"
„Ich weiß nicht."
„Was weißt du nicht?"

Fragen, die für Angehörige vollkommen unproblematisch klingen, können sich für Menschen mit Demenz wie ein Wortsalat anhören.

„Vater, möchtest du Wasser trinken?"

Der Vater hört mehrere Worte: „Vater", „Wasser" und „trinken". Diese stehen unverbunden nebeneinander und ergeben für ihn keinen zusammenhängenden Sinn. Er greift das Wort „Vater" aus dem Zusammenhang auf und beantwortet die Frage mit: „Ja, sicher."
Seine vollständige Antwort würde lauten: „Ja, sicher bin ich dein Vater."
Die Tochter geht von einer Bejahung ihrer Frage aus und stellt ihm ein Glas mit Wasser hin.
Der Vater hat aber nicht gesagt, dass er Wasser trinken will und sieht das auch gar nicht ein. Da kann die Tochter ihn bitten oder drängen.
Für den Vater kann die Betonung in der Frage „Vater möchtest du Wasser trinken?" auch auf dem Wort „trinken" liegen. Dann sagt er: „Ich trinke gerne."
Die Tochter bittet ihn, das Wasser zu trinken.
Er sagt: „Ich habe keinen Durst."

Die Tochter sieht in der ersten und der zweiten Aussage einen Widerspruch. Sie erkennt nicht, dass der Vater bei der ersten Aufforderung mitteilt, dass er im Allgemeinen gerne trinkt und bei der zweiten, dass er im Moment keinen Durst hat.

Oder der Vater greift das Wort „Wasser" auf und er singt: „Wasser ist zum Waschen da, fallerie und fallera ..." Die Tochter ist der Meinung, dass er jetzt lieber trinken und nicht singen solle. Der Vater würde sich freuen, wenn die Tochter mit ihm herumalbern würde.

Worte werden wiederholt

Wenn Menschen mit Demenz eine Frage gestellt wird, wiederholen sie manchmal ein Wort, das sie gerade in der Frage gehört haben. Das wird von dem Fragenden leicht als Bejahung oder Einverständnis missverstanden.

> » Die Sprache ist eine Quelle für Missverständnisse.
>
> *Antoine de Saint-Exupéry*

„Möchtest du Kaffee?"
„Ja, Kaffee."
Die Tochter bringt ihm eine Tasse Kaffee.
Der Vater lehnt das Angebot ab: „Ich will keinen Kaffee."
„Möchtest du Tee?"
Der Vater widerholt das Wort: „Ja, Tee."
Die Tochter bringt Tee und ist verärgert, als sich herausstellt, dass ihr Vater auch keinen Tee trinken will.
Es ist also nicht immer einfach, eine „richtige" Antwort zu erhalten. Es hilft auch nicht weiter, den Vater vor die Wahl zu stellen: „Möchtest du Kaffee oder Tee?"
Entweder er wiederholt eines der Worte oder er ist verwirrt und bringt sein Unverständnis zum Ausdruck: „Ich habe alles, ich brauche nichts."

TIPP

Entspannter für beide ist es, die Wünsche zu erahnen, zu beschreiben oder pantomimisch darzustellen. Man kann, wie im Ausland, wenn man der Sprache nicht mächtig ist, mit Händen und Füßen kommunizieren oder man zeigt auf den Gegenstand, um den es geht.

Man zeigt auf die Tasse Kaffee und sagt: „Kaffee." Oder: „Eine Tasse Kaffee tut jetzt gut."

Vormachen und Nachmachen erweist sich sehr oft als hilfreiche Methode. Man bietet dem Menschen mit Demenz

---

eine Tasse Kaffee an und trinkt einen Schluck aus der eigenen Tasse. Da der Vater offensichtlich gerne trinkt, könnte man ihn einladen:

- „Zum Wohlsein."
- „Prost."

Nur langsam geht es weiter

Die Ehefrau hatte versprochen, ihrem Mann in guten wie in schlechten Zeiten beizustehen. Sie sieht aber ein, dass sie Entlastung benötigt und ist bereit, ihren Mann in die Tagespflege zu bringen. Das ist an manchen Tagen leichter gesagt als getan. Das fängt schon beim Ankleiden an.

„Möchtest du den grünen Pullover anziehen?"
„Ja."
Sie holt den grünen Pullover und der Mann erinnert sich, dass er auch noch einen gestreiften Pullover besitzt.
Sie holt den gewünschten Pullover und der Mann sagt: „Ich habe auch den roten Pullover."

Solche Gespräche können ziemlich zeitaufwendig sein und nicht immer bringt man die notwendige Geduld auf, besonders dann nicht, wenn man unter Zeitdruck steht. Dann ticken zwei Rhythmen, die Uhrzeit und die Eigenzeit. Robert Levine, der untersucht hat, wie Kulturen mit der Zeit umgehen, beschreibt Uhrzeit als die vom Zeitmesser angezeigte Zeit, die den Beginn und das Ende einer Aktivität festsetzt. Bei der Ereigniszeit wird der Zeitplan von den Aktivitäten bestimmt.[1] Für den Mann dauert das Ankleiden solange wie es dauert. Drängen oder den Pullover einfach überstreifen führen zu keinem Erfolg.

1 Robert Levine: Eine Landkarte der Zeit, München 1998, S. 127.

Meistens hilft es, genügend Zeit einzuplanen, einen Pullover zu holen, den Menschen auf das Angebot reagieren zu lassen und danach wieder selbst ruhig und gelassen zu reagieren. Reagieren ist entspannender als ständig zu agieren und das Heft des Handelns in die Hand zu nehmen. Reagieren ist allerdings keine leichte Übung. Geben Sie den Mut nicht auf und versuchen Sie es beim nächsten Mal erneut.

Endlich, fertig angezogen, gehen die beiden zum Auto. Der Mann will nicht einsteigen. Jetzt platzt der Frau der Geduldsfaden und sie bestimmt: „Du steigst jetzt ein!" Er weigert sich. Sie versucht, ihn in das Auto zu drücken. Er ist stärker. Weinend gibt sie den Kampf auf und fühlt sich mit ihrer Kraft am Ende.

Die Erfahrung lehrt, dass mit Druck nichts erreicht wird. Andererseits ist es unvermeidlich manchmal gegen den Willen des Menschen mit Demenz zu handeln, übrigens auch, wenn es der eigenen Entlastung dient. Der Mensch mit Demenz wird das natürlich nicht einsehen. Er lässt sich nicht überzeugen und nicht überreden. Was kann man tun?

TIPP

Verlassen Sie sich nicht auf die Kraft der Sprache, sondern auf die Kraft Ihrer Ausstrahlung. Sie haben eine Entscheidung getroffen und zeigen durch Ihre Körperhaltung und einen festen Blick, dass sie von Ihrer Entscheidung nicht abweichen werden. Bleiben Sie still und ruhig stehen und nehmen die Einwände, Beschimpfungen und Flüche zur Kenntnis. Sie sind derjenige, der bestimmt und das aus gutem Grund. Aber natürlich darf derjenige, über den Sie bestimmen, nicht einverstanden sein und er darf sich zur Wehr setzen, denn Gegenwehr ist eine gesunde Form der Selbstbehauptung. Setzen Sie sich ruhig durch, aber werden Sie nicht zum Machthaber, der von dem Unterlegenen demütige Zurückhaltung erwartet.

Der Ton macht die Musik
Niemand muss seiner Entschlossenheit durch mahnende Worte oder Aufgeregtheit Nachdruck verleihen. Drücken Sie Ihre Entschlossenheit durch Körperhaltung, Gestik, Mimik und Blicke aus. Der immer schon nachgiebige Mensch wird in das Auto einsteigen, der immer schon dominante Mensch wird sich weigern, aber irgendwann nachgeben.

Beachten Sie dabei, dass Menschen mit Demenz unterschiedliche Formen von Angst entwickeln. Wenn die Angst situativ bedingt ist, weil der Mensch nicht einschätzen kann, was auf ihn zukommt, worauf er sich einlassen soll, dann hilft die ruhige, Sicherheit gebende Nähe wie gerade beschrieben. Es kann sich bei Menschen mit Demenz auch eine fast zwanghafte Angst entwickeln, weil sie sich einem permanenten Chaos, in dem sie sich nicht mehr zurechtfinden, ausgesetzt sehen. In diesem Falle ist es ratsam, mit einem Psychiater über angstlösende Medikamente zu reden, damit der Mensch entspannter durch den Tag kommt.

Ehrliche Gefühle

Nachdem die Ehefrau ihren Mann in der Tagespflege abgegeben hat, gibt die Leiterin ihr den Rat, die Zeit für einen Spaziergang, einen Einkauf oder einen Kaffeehausbesuch zu nutzen. Diese Vorschläge helfen ihr nicht wirklich, denn bei jedem Spaziergang, jedem Einkauf, jedem Kaffeehausbesuch erinnert sie sich, dass sie diese Dinge bisher mit ihrem Mann gemeinsam unternommen hat. Sie hat sich zwar durchgesetzt, aber das schlechte Gewissen bleibt.

Sie beschließt, einen Vormittag gemeinsam mit ihrem Mann in der Tagespflege zu verbringen. Eine Besucherin, die sie einlädt neben ihr Platz zu nehmen, zeigt auf den Ehemann und sagt: „Der ist doch bekloppt. Was will der hier?“

Daran, dass die Menschen mit Demenz sagen, was ihnen auf der Seele brennt und was ihnen auf dem Herzen liegt, muss man sich gewöhnen. Sie sind gerade heraus, denn ihnen steht kein Verstand mehr im Wege. Sie entdecken jetzt auch wieder Ausdrücke aus der Fäkalsprache, die sie sich als Erwachsener verboten hatten.

Die Besucherin in der Tagesstätte erkennt sofort, dass der Mann nicht richtig „tickt“, dass er sich nicht wie ein vernünftiger Mensch verhält. Auch alle anderen Besucher mit Demenz denken, dass die anderen nicht „richtig“ sind, gehen aber davon aus, dass bei ihnen noch alles in Ordnung ist. Nehmen Sie es von der heiteren Seite, dann ist es vollkommen normal, wenn ein Mensch mit Demenz über einen anderen Menschen mit Demenz sagt: „Der da, der ist verrückt. Schrecklich, wenn es der Verstand nicht mehr tut. Gott sei Dank, ist bei mir noch alles in Ordnung. Da muss man dankbar sein.“

Die Einschätzung der Besucher untereinander kann dazu führen, dass ein Mensch mit Demenz sich in der Tagespflege nicht wohlfühlt. Entscheidend sind deshalb die Mitarbeiter, die jedem einzelnen Halt, Sicherheit und Geborgenheit vermitteln.

Die Wahrheit in der Schwebe halten

Eine alte Freundin, die verwitwet ist, kommt zu Besuch. Nach der Begrüßung fragt der Mann: „Bist du alleine? Kommt Herbert nicht?“
Die Bekannte sagt: „Du weißt doch, dass Herbert verstorben ist.“
Der Mann sagt: „Das weiß ich.“ Und dann fragt er: „Wann kommt Herbert?“
Die Bekannte versucht nochmal, den Mann zu erinnern: „Du warst doch bei der Beerdigung dabei.“
Er: „Ja, ja, das weiß ich.“

Für Menschen mit Demenz gibt es mehrere Wahrheiten. Herbert, der Bekannte, kann zugleich leben und tot sein. Wie verhält man sich bei so viel Widersprüchlichkeit?

Am besten hält man beide Wahrheiten in der Schwebe und jongliert damit, ohne sich festzulegen. Das Gespräch könnte so ablaufen:

„Kommt Herbert nicht?"
„Nein, Herbert kommt nicht."
„Was macht der denn?"
„Du kennst doch Herbert."
„Kommt er beim nächsten Mal mit?"
„Mit Herbert hast du dich immer gut verstanden."
„Was hat er denn?"
„Wenn der einen Witz erzählte, mussten alle lachen."

Der Mann lacht und die beiden Frauen unterhalten sich. Es dauert nicht lange und er fragt wieder nach Herbert. Die beiden Frauen müssen ihr Gespräch nicht unterbrechen, um mit dem Mann über Herbert zu reden. Es reicht, ihm einen liebevollen Blick zuzuwerfen, mit einem Schulterzucken die eigene Ahnungslosigkeit anzudeuten oder seine Hand zu nehmen, um ihn auf diese körperliche Art und Weise einzubeziehen. Er muss nicht an dem Gespräch teilnehmen, aber er sollte auf jeden Fall teilhaben.

Weitaus belastender als nach dem verstorbenen Mann der Bekannten zu fragen, ist es für Angehörige, wenn der Mensch mit Demenz Eltern oder den verstorbenen Partner unter den Lebenden wähnt und nach ihnen verlangt.

- „Vati müsste doch längst hier sein."
- „Wann kommt die Mama?"
- „Ist meine Frau wieder bei diesem Kerl?"

> » Alle Gefühle bleiben erhalten, auch die Eifersucht.

Auch in diesem Fall hält man die Wahrheit am besten in der Schwebe. Man kann Fotos des Verstorbenen zeigen oder Geschichten, die sich um den Verstorbenen ranken, erzählen. Bei Eifersucht wird man sich auf eine Gradwanderung einlassen müssen. Grundsätzlich sollte man den Menschen mit Demenz nicht mit der Realität konfrontieren, aber auch nicht mit der Möglichkeit, dass die Verstorbenen noch leben, spielen. Man sagt also auf keinen Fall: „Mutter ist doch schon lange tot." Vermeiden sollte man auch zu sagen: „Wir können ja für Mutter ein Gedeck auf den Tisch stellen." Aber mit Grundsätzen ist das so eine Sache. Wenn die auf den verstorbenen Mann wartende Ehefrau sich mit den Worten „Vater muss arbeiten, das wird spät" beruhigen lässt, kann die Notlüge ein angemessenes Mittel sein.

Bleiben Sie gelassen!

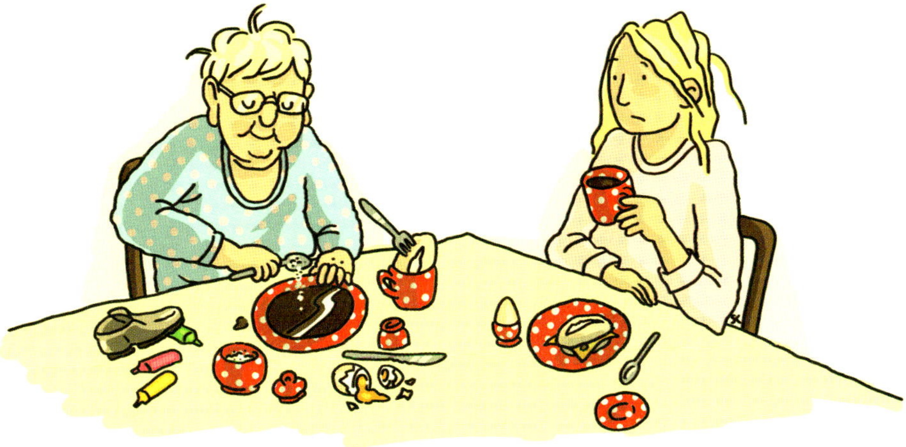

2 Das Sprechen geht nicht mehr einfach von der Zunge

Ingo Kilimann

Sprich mit deinem Arzt!

> »Ich zeige Ihnen nun ein paar Gegenstände und Sie sagen mir bitte, wie man diese Gegenstände nennt.

Es gibt doch immer wieder verwunderte Blicke, wenn ich meinen Patienten eine Armbanduhr oder einen Kugelschreiber zeige und die nebenstehende Aufgabe stelle. Es scheint zunächst absurd oder eine zu einfache Alltagsaufgabe zu sein, als dass man diese bei einer ärztlichen Untersuchung erwarten würde. Und doch kann diese erste Untersuchung (weitere folgen) schon wichtige Hinweise geben und wegweisend für die weitere Untersuchung sein.

Wenn wir Neurologen einen Patienten mit einer mutmaßlichen Sprachstörung behandeln, dann stellt sich für uns häufig als erstes die Frage, ob es überhaupt eine Sprachstörung ist. Vielleicht ist es eine Sprechstörung, oder es handelt sich gar nicht um eine neurologische Erkrankung, z. B. bei Mutismus. Die Unterscheidung ist nicht nur für die weiterführende Diagnostik und Behandlung relevant, sondern sie hilft auch zu verstehen, warum es manche Patienten wesentlich leichter als andere haben, zurück in die Kommunikationswelt finden.

Fischers Fritze fischt frische Fische

Die Sprechfunktion beschreibt die muskuläre und koordinative Fähigkeit, Laute bzw. Worte zur formen. Es beschreibt den eigentlichen Akt der Artikulation und der Phonation.

Wenn man sich in der Natur umschaut und auch die Sprachentwicklung von Kleinkindern betrachtet, wird sehr schnell deutlich, dass es sich hierbei um ein sehr komplexes Zusammenspiel von Mund-, Zungen und Lippenmotorik, den Stimmlippen und der Atmung handelt. Beim Erlernen unserer ersten Sprache, also der Muttersprache, haben wir zudem den Vorteil, dass wir als Kleinkinder eine enorme Aufnahmefähigkeit haben. Wenig überraschend, wenn man weiß, dass die höchste Anzahl an Nervenzellverbindungen ein Mensch im Alter von einem Jahr hat. Danach nimmt sie nach und nach wieder ab.

INFORMATIONEN

Die medizinische Bezeichnung für eine Sprechstörung ist die Dysarthrie oder veraltet Dysarthrophonie. In der maximalen Ausprägung – der Anarthrie – kommt es zum völligen Erliegen der Sprechfunktion.

Ich kann mich noch sehr gut an meine ersten Französischstunden erinnern, in welcher eine ganze Klasse „Nasale“ geübt hat. Nasale sind die Laute, die z. B. in den Wörter *Pardon*, *France* oder *vin* vorkommen. Unsere ungeübten Ohren und Münder haben kämpfen müssen, die Unterschiede der Laute [ɔ̃], [ɑ̃] und [ɛ̃] zu hören und zu produzieren. Auch nach viel Übung bleibt bei Fremdsprachen häufig ein Akzent erhalten. Glücklicherweise ist dieser häufig charmant und hat keinen Krankheitswert.

Eine andere Art der Herausforderung für unsere Sprechfähigkeit sind Zungenbrecher. Versuchen Sie es selbst:

1. Fischers Fritze fischt frische Fische, frische Fische fischt Fischers Fritze
2. Blaukraut bleibt Blaukraut und Brautkleid bleibt Brautkleid
3. Zwischen zwei Zwetschgenzweigen sitzen zwei zwitschernde Schwalben

Die korrekte Bedienung dieses Sprechapparates ist zum Beispiel bei Sängern und Sängerinnen besonders wichtig. Häufig nutzen sie vorher Übungen, um für eine Aufführung besonders gut verständlich zu sein. Testen Sie Ihre eigenen Fähigkeiten bei einer dieser Übungen:

Übung 1: Mundmotorik

Sprechen Sie folgende Buchstaben sieben Mal schnell hintereinander aus. Und zwar so, wie es Kinder machen würden, die noch nicht gut das Alphabet aufsagen können. Also nicht *Pe*, *Te* und *Ka*, sondern nur *p-*, *t-* und *k-*. Es sind die sogenannten Explosionslaute und so sollen sie sich auch anfühlen.

Sie haben vielleicht gemerkt, wie viel „Arbeit" bzw. Koordination für diese einzelnen Laute notwendig sind. Wir haben diese von Kindheit an erlernt und deshalb müssen wir uns im Alltag gar nicht auf die Artikulation konzentrieren. Verändert sich aber etwas, zum Beispiel die Fähigkeit, den Mund voll umfänglich zu bewegen, so wird auch gleich das Sprechen schwieriger.

Übung 2: Sprechen mit eingeschränkter Mundmotorik

Nehmen Sie einen Weinkorken und beißen Sie auf den Korken und sagen Sie folgenden Satz auf:
Der kleine plappernde Kaplan klebt klappbare poppige Pappplakate an die klappernde Kapellwand.

Diese Übung gibt Ihnen einen kleinen Einblick, wie das Sprechen mit einer Sprechstörung sein kann. Wenn Sie sich jetzt vorstellen, der Korken sei unsichtbar und Sie sollten so in einem Café etwas bestellen, dann spüren Sie vielleicht auch schon die Anspannung und die Sorgen, die Menschen mit Sprechstörungen häufig plagen.

Bei einer Sprechstörung sind selten nur einzelne Laute betroffen, viel häufiger ist die gesamte Aussprache eingeschränkt. Je nach Ursache ist das Sprechen gehaucht oder gepresst, es werden Buchstaben verwaschen ausgesprochen oder entstellt. Dies kann das Verstehen sehr erschweren. Auch eine vergröberte Steuerung von Stimmhöhe und -lautstärke oder Betonung machen es einem Menschen mit Sprechstörung schwer, sich zu verständigen. Die Sprache ist hingegen ungestört. Die Wortwahl, der Satzbau und die Grammatik ist bei einer reinen Sprechstörung völlig normal. Auch das Sprachverständnis ist nicht eingeschränkt. Hierdurch kann z. T. unter Nutzung von Hilfsmitteln eine gute Kommunikationsfähigkeit wieder erreicht werden.

Im Verlauf von Demenzerkrankungen erleiden viele Menschen eine Sprach- und/oder Sprechstörung. Bei manchen Erkrankungen treten diese aber vergleichsweise früh im Krankheitsverlauf auf. Patienten mit einer Parkinson Erkrankung sowie Patienten mit seltenen Demenzerkrankungen wie z. B. der Multisystematrophie oder der progressiven supernukleären Blickparese zeigen häufiger eine Sprechstörung als Anfangssymptom als Menschen mit einer Alzheimer-Erkrankung.

Patienten mit einer Sprechstörung können von einer regelmäßigen logopädischen Behandlung profitieren. Elektronische Sprachausgabegeräte sind bei Patienten mit einer Demenzerkrankung nur sinnvoll einsetzbar, wenn die Gerätebedienung Menschen mit Gedächtnisstörung nicht überfordert.

Eine Sonderform der Sprechstörung nimmt die Sprechapraxie ein. Bei dieser Art der Kommunikationsstörung ist die komplexe Steuerung der Sprache und die Koordination der Mundmotorik, der Atmung, der Lippenbewegungen nicht mehr so leistungsfähig wie zuvor oder eingeschränkt. Menschen mit einer Sprechapraxie wirken beim Sprechen sehr angestrengt. Das Sprechen ist stockend, die Sprachmelodie und der Sprachrhythmus ist ebenfalls häufig gestört. Wenn ein falscher Laut formuliert wurde, so wird dies zumeist sofort vom Betroffenen bemerkt und eine Korrektur wird angestrebt. Das Sprachverständnis ist in der Regel nicht gestört und die Schriftsprache ist der gesprochenen Sprache zumeist deutlich überlegen.

Reise nach Babylon

Die Aphasie oder in abgemilderter Form die Dysphasie ist eine erworbene Sprachstörung, die bei Menschen mit Demenzerkrankungen nicht selten auftritt. Sie kann bei manchen Demenzerkrankungen – wie den primär progressiven Aphasien – auch das Haupt oder Erstsymptom sein.

Eine Sprachstörung kann sich ganz unterschiedlich zeigen; es kann die gesprochene Sprache gestört sein, das Sprachverständnis oder die Schriftsprache. Auch Kombinationen dieser Symptome sind möglich und machen die Diagnostik zum Teil zur echten Herausforderung.

Ist die gesprochene Sprache verändert, so kann dies ganz unterschiedliche Ausprägungen haben, je nachdem, welche Bereiche im Gehirn betroffen sind. Die genaue Diagnostik der Sprachstörung hilft uns Ärzten, die richtige Diagnose zu stellen.

Bei der semantischen Sprachstörung ist vor allem die Funktion des linken Schläfenlappens gestört. Hierdurch wird die Auswahl der Wörter durcheinandergebracht. So sind sie durchaus miteinander „verwandt“, aber das Sinnverständnis kann hierdurch sehr gestört werden.

BEISPIEL

- Beim Frühstückstisch fehlt die Gabel. Der Ehemann fragt: „Wo ist die Forke?“
- Draußen regnet es. Die Mutter sagt: „Heute hat es viel Wasser!“
- Sie wünscht sich eine Kerze am Tisch und bittet: „Bring doch noch Wachs zum Tisch!“

Der Grad der Wortverwechselungen in den Beispielen ist eher gering, sodass der Zuhörer – wenn er denn weiß, dass jemand eine Sprachstörung hat – relativ problemlos versteht, was gemeint ist.

Die semantische Beziehung kann aber auch entfernter sein, sodass das Verstehen schon schwieriger wird. Wenn man das Wort kennt, erkennt man in der Rückschau auch die Bedeutungsverwandtschaft. Kennt man diese nicht, wird es deutlich schwerer.

Übung 3

Decken Sie das „Zielwort" (erstes Wort in der Reihe) ab und schauen Sie auf die semantisch verwandten Begriffe. Erraten Sie das Zielwort?

Banane	Obst	krumm	gelb	grün	gesund	Afrika	ausrutschen
Auto	Fahrzeug	Reifen	Straße	Fahrrad	Benzin	Stahlbau	Wolfsburg
Buch	Atlas	Blätter	Heft	Bibel	Kapitel	Hefter	Deckel

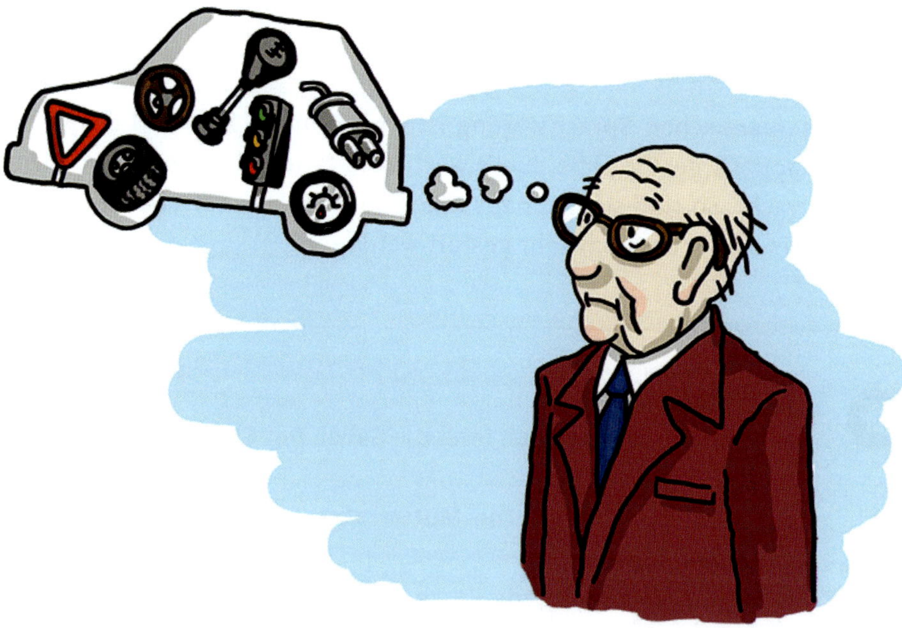

Bei schweren Formen werden zum Teil nur noch Sprachfloskeln aneinandergereiht. Es werden im Gehirn Sprachschleifen aktiviert, die früher häufig genutzt wurden, also „übertrainiert" wurden. Diese werden dann en bloc wiedergegeben, ohne dass ein Zusammenhang von außen erkennbar ist. Bei einer solch schweren Einschränkung der Kommunikationsfähigkeit ist Gespür für die Situation gefragt. Konzentrieren Sie sich nicht nur auf das gesprochene Wort, sondern achten Sie vielmehr auf Gesten, versuchen Sie die Situation zu verstehen. Es bleibt in jedem Fall aber eine große Herausforderung für beide Seiten.

BEISPIEL

„Was muss, das muss die Müllers Lust."
„Komm ich heut nicht, fliderala la"
„Alles Gute Mahlzeit"

Die Sinnverwechselung tritt nicht nur bei der gesprochenen oder geschriebenen Sprache auf, sie betrifft auch das Sprachverständnis. D. h. selbst wenn Sie als Mensch ohne Sprachstörung die richtigen Wörter wählen und aussprechen, kann ein Mensch mit einer semantischen Störung die Bedeutung der Wörter nicht richtig zuordnen. So wird die Kommunikation zur Herausforderung – es scheint, als spräche man unterschiedliche Sprachen – ganz wie in Babylon.

Bei der phonematischen Paraphasie liegt häufig eine Veränderung im Stirnhirn zugrunde. Bei dieser Sprachstörung besteht die Schwierigkeit, die richtigen Laute (= Phoneme) zu nutzen. Sie werden zum Teil ausgetauscht, ausgelassen oder ergänzt, was dazu führt, dass die Wörter völlig entstellt werden bzw. nicht existente neue Wörter (Neologismen) entstehen. Bei diesen Neologismen können auch Wörter kombiniert werden, die in der Kombination keinen Sinn ergeben.

Beispiele für das Verwechseln von Lauten (Substitution)

Fahrrad – Fohrrad   Lesen – Losen   Kaugummi – Kugummi

Beispiele für das Ergänzen von Lauten (Addition)

Telefon – Telefofon   Ehering – Eherinrinring   Gabel – Gabababel

Beispiele für Neologismen

Eher phonematisch:	Badipu, Klaubadauer, Furukulu
Eher semantisch:	Fischstrauch, Fensterfüller, Gabelrumps

Aphasische Störungen treten häufiger im Verlauf von Demenzerkrankungen auf, allerdings meist erst in einem fortgeschrittenen Stadium der Erkrankung. Manche eher seltene Erkrankungen haben eine Aphasie als erste Erkrankungszeichen wie z. B.: die primär progressiven Aphasien (PPA). Die PPA gehören – ebenso wie die Alzheimer-Krankheit – zu den Erkrankungen mit einem Abbau von Nervenzellen (neurodegenerative Erkrankungen). Der Untergang von Nervenzellen zu Beginn der PPA findet vor allem in sprachspezifische Bereiche des Stirn- oder Schläfenlappens auf, weshalb diese Veränderungen zu den oben genannten Symptomen wie z. B. einer semantischen Aphasie führen. Später im Verlauf entwickeln auch Patienten mit einer PPA eine Gedächtnisstörung.

Aus einer anderen Welt

Während die oben genannten Erkrankungen alle aus dem Feld der Neurologie stammen, ist der Mutismus ein psychiatrisches Phänomen. Er muss nicht zwingend von Krankheitswert sein, so zeigen Kinder in einem gewissen Entwicklungsstadium einen sogenannten selektiven Mutismus: sie schweigen in bestimmten Situationen, z. B. beim Arzt oder bei der Tante. Es liegt in diesem Fall also keine Störung der Sprache oder des Sprechens vor, sondern in einer spezifischen (selektiven) Situation kann keine Kommunikation geführt werden. Bezieht sich diese Einschränkung auf alle Lebenslagen so spricht man von einem totalem Mutismus. Hintergrund dieser insgesamt sehr seltenen Störung, die hauptsächlich Kinder und Jugendliche betrifft, sind meist Sozialphobien, Angststörungen oder Depressionen.

3 Sich in die Mimik einlesen – Achtsamkeit und Resonanz

Interview mit Prof. Dr. Dr. Andreas Kruse

ERICH SCHÜTZENDORF: Prof. Kruse, die Alternsforschung hat erfreulicherweise die Kompetenzen und Ressourcen alter Menschen erforscht und damit das neue Altersbild vom aktiven und selbstbestimmten Leben im Alter geschaffen. Nun sehen wir aber, dass ein eher hoher Prozentsatz der Menschen über 75 und 80 Jahren von demenziellen Veränderungen betroffen ist. Gehen Sie davon aus, dass diese Menschen im Alter auf der Schattenseite stehen, weil ihre Fähigkeiten nachlassen und abbauen?

ANDREAS KRUSE: Im Menschen mit Demenz zeigt sich die Verletzlichkeit unserer Existenz besonders deutlich. Wir werden hier Zeuge einer Fragilität, der wir bei der Betrachtung des Alters nicht ausweichen dürfen – und auch nicht können. Zugleich erkennen wir bei nicht wenigen Menschen mit dieser Krankheitsform, dass es auch in einer derartigen Grenzsituation Momente der Stimmigkeit, des Wohlbefindens, wenn nicht sogar des Glücks möglich sind: aber nur dann, wenn diese Menschen in einer geschützten sozialen Umwelt leben, in der sie Respekt und Achtung erfahren, in der ihnen auf ihre Bedürfnisse abgestimmte Formen der Aktivierung angeboten werden. Durch diese Aktivierung wird die Lebensbindung, aber auch das Bewusstsein eigener Existenz erkennbar gestärkt.

ERICH SCHÜTZENDORF: Wie jeder Mensch sind auch Menschen mit Demenz auf den Austausch mit anderen angewiesen. Die sprachliche Verständigung gestaltet sich jedoch bisweilen für die Angehörigen schwierig. Worauf sollte bei der Kommunikation mit Menschen mit Demenz geachtet werden?

ANDREAS KRUSE: Verbale Kommunikation mischt sich mit nonverbaler. Mimik und Gestik in ihrer Ausdrucksfunktion müssen deutlich stärker beachtet werden. Die verbale Kommunikation vollzieht sich häufig in Sprachbildern, die wir nicht unmittelbar übersetzen können: hier ist die Einfühlung in den „Erlebensstrom“, wie Karl Jaspers dies nannte, sowie in biografisch bedeutsame Erlebnisse und Begegnungen, also in Inseln des Selbst, von großer Bedeutung. Hinzu tritt das konzentrierte, ruhige Zuhören. Unsere Gefasstheit, Konzentration und Ruhe, verbunden mit Einfühlung, wird von einem Menschen mit Demenz sehr deutlich wahrgenommen, sie findet bei ihm einen Resonanzboden.

THOMAS KLIE: Was brauche ich für eine Grundhaltung gegenüber Menschen mit Demenz, um die entsprechende Offenheit und Sensibilität mitzubringen, die jeweiligen Ausdrucksformen verstehen und sich für sie öffnen zu können?

Tiefen Respekt vor der Personalität dieses Menschen, auch vor seiner Biografie. Zudem ist wichtig, dass wir von einem umfassenden Verständnis der Person ausgehen, das heißt: nicht Personalität absprechen, nur weil die kognitive Leistungsfähigkeit erkennbar zurückgegangen, vielleicht sogar ganz verloren gegangen ist. Die Person ist hochdifferenziert; und von dieser Differenziertheit – zum Beispiel im emotionalen Bereich – können wir bei Menschen mit Demenz viel spüren: wenn wir uns denn öffnen. Zudem denke ich, dass wir unseren Geist-Begriff ein wenig differenzieren sollten: Geist meint auch das Insgesamt unserer körperlichen Ausdrucksformen; Geist ergießt sich über den gesamten Körper und drückt sich in diesem aus. Dies sollten wir immer mitbedenken.

ERICH SCHÜTZENDORF: Menschen können ihre Gefühle und ihre Befindlichkeiten, ihre Ängste, ihre Unsicherheit, ihre Verzweiflung, ihre Schmerzen, aber auch ihre Zufriedenheit, Freude und Neugierde mimisch zum Ausdruck bringen. Haben Sie Erkenntnisse, ob man am Gesichtsausdruck den Gemütszustand der Menschen mit Demenz ablesen kann?

ANDREAS KRUSE: Unbedingt: dies zeigen uns viele Studien, die in verschiedenen Ländern der Welt durchgeführt wurden. Wir haben am Institut für Gerontologie auch Studien zum mimischen Ausdruck von Emotionen durchgeführt: und wir haben gelernt, dass man sich in die Mimik eines demenzkranken Menschen „einlesen“ muss. Wenn dies gelingt: dann ist ein wichtiger Zugang zum Inneren des Menschen geschaffen.

THOMAS KLIE: **Es sind zum Teil schwierige, eskalierende Kommunikationssituationen, die den Alltag von Menschen mit Demenz und ihren An- und Zugehörigen und Pflegenden kennzeichnen. Welche Bedeutung messen Sie dem Humor bei als eine Kommunikationsstrategie, als eine Möglichkeit, Situationen umzudeuten und mögliche Konflikte zu deeskalieren?**

ANDREAS KRUSE: Die Begegnung mit Menschen, bei denen eine der sehr verschiedenartigen Formen von Demenz besteht, führt uns durch eine Vielfalt an emotionalen und affektiven Zuständen; dies habe ich auch selbst vielfach erleben dürfen. Auf diese Reise durch Emotionen und Affekte müssen wir uns einlassen. Sie ist Wagnis wie Bereicherung zugleich, denn: wir sehen diese Emotionen und Affekte häufig in ihrer reinen, unverstellten Form. Und auf dieser Reise werden wir häufig Zeuge eines Humors, der in der Tat sehr zur Entkrampfung beiträgt.

ERICH SCHÜTZENDORF: **Sie haben auch Musik studiert und spielen leidenschaftlich gerne Klavier. Ist die Musik ein Mittel, um mit Menschen mit Demenz in Kontakt zu treten?**

ANDREAS KRUSE: Unbedingt. Die Musik erreicht die emotionale Dimension des Menschen sehr gut, ja, sehr leicht. Am besten ist es, wenn wir die biografisch gewachsenen Vorlieben für eine bestimmte Musik kennen und diese aufgreifen, indem wir vorspielen, vorsingen, gemeinsam singen, oder gemeinsam Musik hören. Sie spüren dann, welchen Resonanzboden die Musik auch in Menschen mit Demenz findet. Das ist wirklich eindrucksvoll.

ERICH SCHÜTZENDORF: **Prof. Kruse, haben Sie abschließend einen Rat, den Sie Angehörigen, die sich liebevoll um ihre Eltern, Partner oder Verwandten kümmern, aber manchmal an ihre Grenzen stoßen, mit auf den Weg geben möchten?**

ANDREAS KRUSE: Das permanente Zusammensein mit einem Menschen, bei dem eine Demenz vorliegt, ist auch im Falle einer fruchtbaren Beziehung nicht möglich: denn es werden psychische und körperliche Kräfte in beträchtlichem Maße gebunden. Die immer wieder gefundene Entlastung ist für Angehörige höchst bedeutsam, auch deswegen, weil sie sich dann von der Situation in einer seelisch gesunden Weise distanzieren, sich auf sich selbst konzentrieren, ihren Alltag leben können. Zudem ist die Erfahrung, sich auf Menschen in der Nachbarschaft verlassen zu können, dort Anteilnahme und Verständnis zu finden, wichtig. Schließlich sollten Angehörige die Möglichkeit psychologischer Begleitung erhalten, um ihre Formen des Kontakts und der Begegnung mit einem Familienmitglied, bei dem eine Demenz besteht, reflektieren zu können. Auch dies ist eine gesunde Form vorübergehender Distanzierung, die uns schließlich wieder öffnet für den Menschen mit Demenz.

Das Gespräch führten Erich Schützendorf und Prof. Dr. Thomas Klie.

4 Kreativer Sprachdschungel

Interview mit Dr. Svenja Sachweh

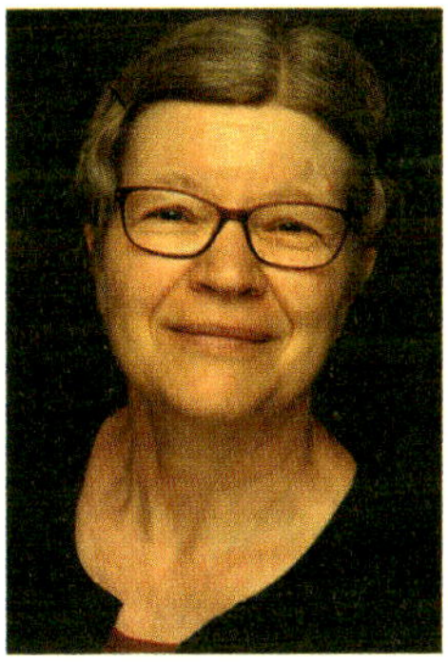

© Foto: privat

Dr. Svenja Sachweh hat durch ihre Doktorarbeit über die Kommunikation in der Altenpflege herausgefunden, dass Sprachwissenschaftlerinnen der Gesellschaft mehr zu bieten haben als nur realitätsferne Theorien – nämlich handfeste, aus dem alltäglichen Sprachgebrauch „destillierte“ Ideen, wie man die Verständigung mit Menschen mit Demenz verbessern kann. Noch immer durchsucht sie ihre Gesprächsaufzeichnungen aus Demenz-WGs nach Best Practice Beispielen. Ihr Wissen gibt sie in Kursen, Vorträgen und Fachbüchern sowie als Moderatorin des Ratgeberforums „Kommunikation und Konflikte“ des vom Familienministerium betriebenen Wegweisers Demenz weiter.

Frau Dr. Sachweh, in Ihrem Buch „Spurenlesen im Sprachdschungel“ haben Sie die kommunikativen Probleme von Menschen mit Demenz beschrieben. Wie kommt man als Sprachwissenschaftlerin auf die Idee, sich mit Menschen mit Demenz zu beschäftigen?

Wie oft im menschlichen Leben kamen da mehrere Gründe zusammen, und drei davon möchte ich hier nennen. Erstens hat persönliche Betroffenheit eine Rolle gespielt: Einer meiner Großväter dürfte an einer gemischten, oder auch einer Wernicke-Korsakoff-Demenz gelitten haben, und eine meiner Großmütter hatte das Pech, neben einer Parkinson-artigen Erkrankung auch demenzielle Veränderungen zu durchleben. Damals wusste man nichts über solche Erkrankungen, wir empfanden das Verhalten beider mal als peinlich, mal als unheimlich. Als Jugendliche habe ich mich manchmal für beide fremdgeschämt – heute, da ich viel mehr über die Krankheit weiß, leiste ich gewissermaßen Abbitte, damit andere Erkrankte verständnis- und würdevoller versorgt werden als meine Großeltern von uns. Zweitens war da auch wissenschaftliche Neugier: Als ich in den 90er Jahren begann, mich im Rahmen meiner Doktorarbeit mit der Kommunikation mit Menschen mit Demenz zu beschäftigen, wusste man noch sehr wenig über dieses Thema. Die Regelhaftigkeit der sprachlichen Veränderungen, und die Kreativität der Erkrankten im Umgang mit den wachsenden Problemen haben mich fasziniert. Und drittens hat auch ein Zufall mir einen Schubs gegeben: Als ich noch nach einem konkreten Thema für meine Doktorarbeit gesucht habe, hat der Leiter einer Altenpflegeschule an meiner Uni angefragt, ob nicht jemand einmal die Kommunikation in der Altenpflege erforschen möchte. Ich habe sofort zugesagt: Was kann man sich Spannenderes vorstellen, als ein neues Gebiet wissenschaftlich zu erkunden, und als Geisteswissenschaftlerin obendrein eine Arbeit zu verfassen, die nicht in der Schublade des Elfenbeinturms landet, sondern das Potenzial hat, allen Interessierten Wege aufzuzeigen, wie man allen sprachlichen Problemen zum Trotz mit Menschen mit Demenz im Kontakt bleiben kann?

Worauf muss besonders geachtet werden, wenn man mit Menschen mit Demenz im Kontakt bleiben will?

Man muss zunächst begreifen, dass das gegenseitige Verstehen keine Selbstverständlichkeit ist, sondern einem kleinen Wunder gleicht. Man muss sich klarmachen, dass viele der Betroffenen aus Scham und dem Bemühen, das Gesicht zu wahren, anfangs oftmals nur so tun, als hätten sie uns verstanden, und als gäbe es keine kommunikativen Probleme für sie. So bedeutet Nicken bei Menschen mit Demenz nicht zwingend, dass sie uns zustimmen, oder unseren Äußerungen folgen können. Entsprechend müssen wir einerseits lernen, ihre Körpersprache (z. B. Signale für Ratlosigkeit, Nichtverstehen) besser zu beobachten, und uns andererseits angewöhnen, unsere eigenen Worte nach dem Prinzip „doppelt gemoppelt hält besser“ nonverbal zu unterstützen, indem wir die besprochenen Inhalte gleichzeitig gestisch oder pantomimisch andeuten. Je schwerer die Demenz bzw. je größer die sprachlichen Probleme werden, desto eher sollten wir von einer vorwiegend verbalen auf eine körperliche, nonverbale Form der Kontaktaufnahme umschalten.

Ferner muss man bedenken, dass ihnen Multitasking immer schwerer fällt: Wir sollten uns also abgewöhnen, Menschen mit Demenz gleichzeitig eine Aktivität und eine inhaltlich damit nicht in Zusammenhang stehende Unterhaltung abzuverlangen. Damit sie in Gesprächen nicht abgehängt werden und infolgedessen innerlich abschalten, sollten wir zum einen Pausen zwischen einzelnen Sätzen machen, damit sie eine Chance haben, das Gesagte zu verarbeiten. Zum anderen können wir ihnen helfen, den sprichwörtlichen Faden nicht zu verlieren, indem wir Themenwechsel deutlich ankündigen.

Die Kreativität der Menschen mit Demenz im Umgang mit den wachsenden Problemen, sagten Sie, hat Sie fasziniert. Können Sie ein Beispiel nennen?

Mich fasziniert es immer wieder, wie gut es Menschen mit Demenz am Anfang der Krankheit gelingt, die von ihnen gemeinten Begriffe so zu umschreiben, dass mit ein bisschen Übung wirklich fast jeder sie entschlüsseln kann: So signalisieren sie, wie groß der gemeinte Gegenstand ist, welche Farbe oder Funktion er hat, oder bei welcher Gelegenheit man ihn braucht. Beispielsweise werden die Wörter Milch und Kaffee als „das Weiße für's Schwarze" umschrieben, die Sonne als „das schöne hellrote Helle da draußen"; der Schal wird als „langes Band" bezeichnet, die Wanne als „Badeding".

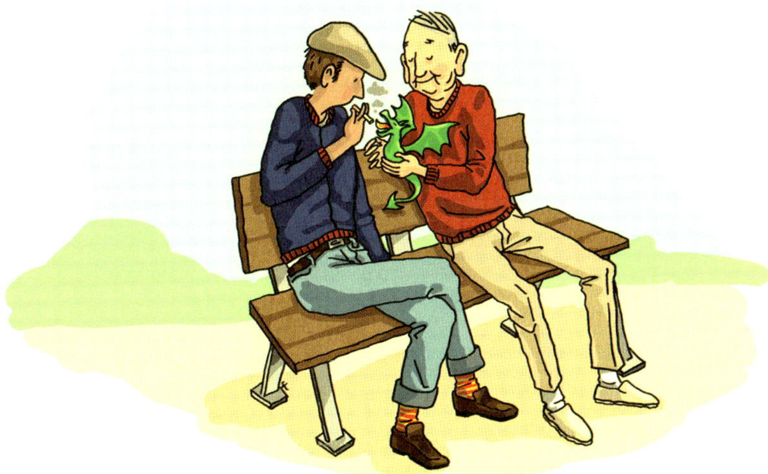

Im weiteren Verlauf der Erkrankung werden viele Betroffene mit Wortfindungsstörungen sehr phantasievoll und erfinden teilweise sehr poetische neue Wörter. Ist es nicht anrührend, und macht es Sie nicht auch sprachlos, wenn die Milch zu „Müsliwasser“ wird, das Feuerzeug „Hosendrache“, die Bretzel „Essbrille“, die Inkontinenzmaterialien „Barockhöschen“ und der Fernseher „elektrischer Anlüger“ genannt werden? Ist es nicht urkomisch, wenn der Kaffee zur „Personalflüssigkeit“ wird? Dies sind übrigens teilweise auch Beispiele aus Büchern von KollegInnen, Betroffenen und Angehörigen, die sich auch Gedanken über die Kommunikation bei Demenz gemacht haben.

Sie haben bei Ihren Studien eine Regelhaftigkeit der sprachlichen Veränderungen bei Menschen mit Demenz herausgefunden. Was sind typische Veränderungen?

Typisch ist beispielsweise, dass vielen Betroffenen bei Wortfindungsproblemen oft inhaltlich oder auch lautlich ähnliche Begriffe einfallen, aber nicht das eigentlich gemeinte Zielwort. Diejenigen, die inhaltlich ähnliche Wörter verwechseln, sagen z. B. statt Wäschekorb Wagen oder Eimer, statt Tochter Mutter, statt Glas Krug. Diejenigen, denen eher Reimwörter einfallen, ersetzen „Schummeln“ durch „falsches Fummeln“, „Krokusse“ durch „Lokusse“; sie sagen möglicherweise „Gott sei schlank, da kommt meine Sau!“, wenn sie eigentlich meinen „Gott sei Dank, da kommt meine Frau.“ (siehe auch Teil I, Kap. 2).

Typisch ist, dass sie statt der Umschreibungen oder Ersatzbegriffe irgendwann nur noch Füllwörter wie „dings“ oder „Zeug“ einsetzen. Diese Lückenbüßer helfen uns aber leider oft nicht, das Gemeinte zu verstehen; ohne Kenntnis von Situation und Gesprächsthema, und ohne nonverbale Hinweise sind Äußerungen wie diese kaum zu entschlüsseln: „Die muss jetzt mit'm kleinen Ding, muss die jetzt sehen, dass sie auf das Ding drauf kommt!“

Typisch ist, dass sie Sprache immer wörtlicher nehmen, und deshalb alltägliche Redewendungen oder auch witzig gemeinte Bemerkungen immer häufiger falsch verstehen. So lösen beispielsweise saloppe Sprachformeln wie „die Kleider klauen", „sich auf's Ohr hauen" (siehe auch Abb. 1) , „Pfeffer im Hintern haben" oftmals eher Verunsicherung und Bestürzung statt Belustigung aus.

Typisch ist schließlich auch, dass sich das grammatische Wissen (etwa um unregelmäßige Verbformen) bei einigen rückentwickelt – was dazu führen kann, dass ihre Äußerungen manchmal denen von kleinen Kindern ähneln, die noch mitten im Spracherwerb stecken und einmal begriffene Regeln übergeneralisieren. So begreift man als Kind irgendwann, dass man von etwas Vergangenem spricht, wenn man vorne an ein „Tu-Wort" *ge-*, und hinten an den Wortstamm *-t* anhängt. Da sie nicht wissen können, dass es auch unregelmäßige Verben gibt, kommt es dann zu falschen Äußerungen wie: „Das hab ich getrinkt!" oder „Das hat Mama mir gebringt."

Das führt mich zu einer praktischen Frage: Sollte man Menschen mit Demenz korrigieren, wenn sie zum Beispiel statt „Blaubeermarmelade" „Blaubeerlameile" sagen?

Nein, keinesfalls! Es reicht, wenn wir in etwa verstehen, was sie meinen. Wenn wir sie korrigieren, verunsichern oder verärgern wir sie nur – helfen ihnen aber nicht, sich die richtigen Begriffe merken oder angemessen einsetzen zu können. Insofern ist es eher ratsam, solche Fehlleistungen – wann immer möglich – einfach zu ignorieren, und so zu tun, als wäre ganz klar, worüber sie sprechen. Wenn auf diesem Wege doch ein Missverständnis entsteht, wir ihre Intentionen also falsch deuten, so können (und sollten!) wir das Problem einfach auf unsere eigene Kappe nehmen: Wenn wir entschuldigend auf unsere eigene Begriffsstutzigkeit hinweisen, entlastet und erleichtert das Menschen mit Demenz.

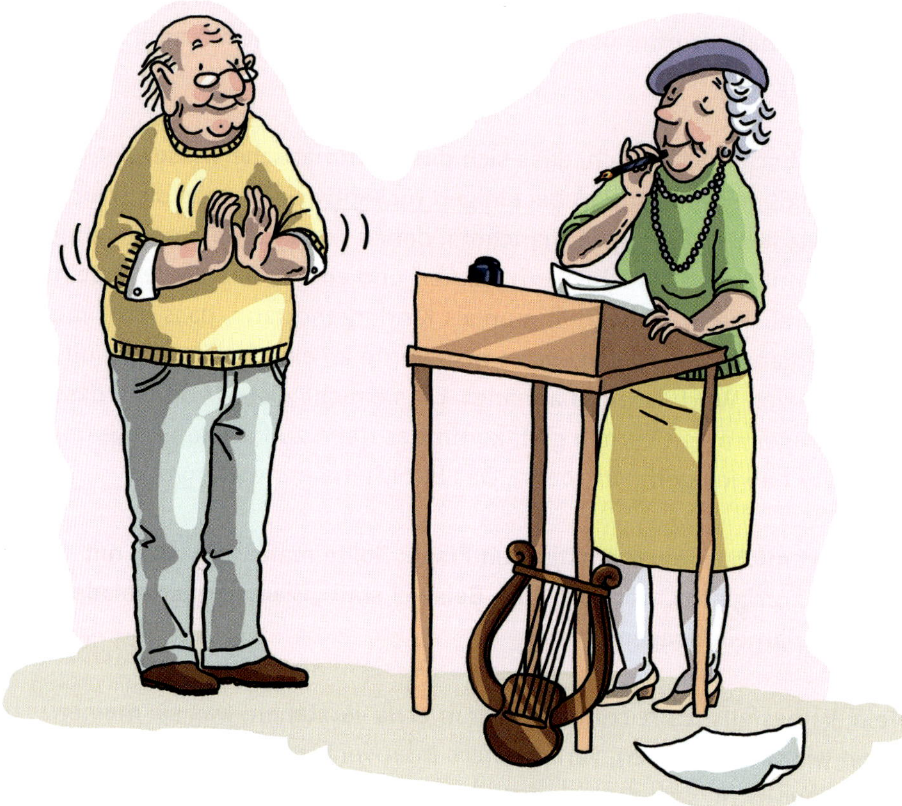

Ist es als Angehöriger angebracht, selbst in Kindersprache zu verfallen oder Gesten zu benutzen, die man bei Kindern benutzt, um die Kommunikation erleichtern?

Die Babysprache ist so lange absolut unangemessen, wie der Betroffene sich noch selber als erwachsener Mensch fühlt und verhält. Sie ist allerdings im späten Krankheitsstadium akzeptabel, wenn der Erkrankte in kognitiver und emotionaler Hinsicht wieder in der Kindheit angekommen ist, d. h. selber wie ein kleines Kind spricht und entsprechende Schutz, Liebe, Geborgenheit suchende Verhaltensweisen zeigt – und erfreut, zustimmend, begeistert auf (sprachliches und sonstiges) Bemuttern reagiert.

Sprachbegleitende Gesten und Pantomime hingegen, die die eigenen Absichten veranschaulichen, erleichtern das Kommunizieren: die kann man nicht nur, die sollte man sich so früh wie möglich angewöhnen und systematisch in Gesprächen mit Menschen mit Demenz einsetzen. Also zum Beispiel Ohren zuhalten, um zu zeigen, dass es einem zu laut wird oder den Finger auf den Mund legen, um den Menschen um Ruhe zu bitten.

Angehörige erleben immer wieder schwierige Situationen: Ständige Wiederholungen, Rufen und Schreien, Fehlwahrnehmungen und Halluzinationen. Worauf ist dabei aus Ihrer Sicht zu achten?

Am wichtigsten ist, sich immer wieder klar zu machen, dass solche Verhaltensweisen Ausprägungen der Erkrankung sind, für die die Betroffenen nichts können, und unter denen sie oft selber leiden: Sie nerven uns damit nicht absichtlich. Somit gilt es, Wege zu finden, um selber nicht nur geduldig zu bleiben und eher beruhigend und ablenkend, sondern sogar humorvoll und kreativ anstatt aggressiv darauf zu reagieren. Selbstverständlich sollte man auch ein bisschen Detektiv spielen und nach realen, behebbaren Auslösern für solche Situationen suchen: Bei ständigen Wiederholungen spielen sowohl Langeweile als auch Verunsicherung eine Rolle. Beim Rufen und Schreien können auch Schmerzen oder Fieber und Infekte als Auslöser vorliegen. Und Fehlwahrnehmungen und Halluzinationen werden durch Seh- und Hörbehinderungen begünstigt.

Sie haben sich eingehend mit dem Thema „Notlügen" beschäftigt. Einige Angehörige halten Notlügen für hilf- und segensreich, andere tun sich schwer damit oder lehnen sie kategorisch ab. Was spricht für und gegen die Verwendung von Notlügen?

Zu diesem Thema muss natürlich jede/r eine eigene Haltung finden. Meine Meinung beruht auf langjährigen Erfahrungen und der Quintessenz aus allen internationalen Veröffentlichungen zum Thema. Wenn Angehörige sich in einer absoluten Notlage befinden, in der alle herkömmlichen Strategien der Validation, der Beruhigung und Ablenkung ausgereizt sind und nichts zu helfen scheint, vor allem die Wahrheit nicht, können Notlügen als letzter Ausweg okay sein. Ich muss einem Menschen mit Demenz nicht täglich auf die Nase binden, dass seine Mutter längst gestorben ist, und dass er jetzt im Heim lebt und es sein altes Zuhause nicht mehr gibt – denn das kann er ohnehin nicht glauben und bewältigen, seine Fassungslosigkeit, seine Wut, seine Trauer würden grenzen- und endlos. Auch „Beweise", etwa in Form einer Todesanzeige, eines Besuches am Grab, können die Erkrankten dann nicht von der Realität überzeugen, viele wittern sogar eine Verschwörung oder den Plan, sie in den Wahnsinn zu treiben. Für mich sind Notlügen dann okay, wenn sie in erster Linie dazu dienen, die emotionale Not der Betroffenen zu lindern, oder sie vor sich selber zu schützen bzw. auch mal andere vor ihnen. Es ist ein angenehmer Nebeneffekt, dass gelingende, glaubhafte Notlügen dann auch das Leben der Angehörigen oder Pflegepersonen erleichtern, aber das darf keinesfalls die alleinige Rechtfertigung für das Flunkern sein.

Für die Verwendung von Notlügen spricht, dass sie, wenn sie gut gemacht sind und an die Biografie der Menschen mit Demenz anknüpfen, trösten und beruhigen können. Wenn eine Notlüge auf der Logik und der Lebenserfahrung eines Betroffenen aufbaut, kann sie für ihn sogar viel glaubhafter oder überzeugender sein als die (für ihn oft schmerzliche, unbegreifliche) Wahrheit.

Gegen die Verwendung von Notlügen spricht, dass wir nicht immer genug über einen Menschen wissen, um eine glaubhafte Erklärung etwa für die Abwesenheit der Mutter zu finden. Dagegen spricht, dass manche der Betroffenen auch mal ganz helle Momente haben und merken können, dass wir flunkern. Gegen Notlügen spricht schließlich auch, dass viele von uns nicht genug Pokerface und Schauspieltalent haben, um eine Notlüge glaubhaft, und körpersprachlich überzeugend zu präsentieren: Wenn wir beim Flunkern rot werden, weil wir ein schlechtes Gewissen haben, wenn wir ihnen nicht in die Augen schauen können, oder nervös an unserer Kleidung herumzuppeln, merken die sehr wohl, dass da irgendetwas nicht stimmt.

Mein Rat ist: Wenn ein Mensch mit Demenz Sie nach der verstorbenen Mutter fragt, und Sie nicht genau einschätzen können, wie orientiert er zur Gegenwart ist bzw. wie weit er in seine Vergangenheit regrediert ist, sollten Sie zurückfragen: „Ich weiß auch nicht, wo deine Mama ist. Wo könnte die denn wohl sein?" Die Antwort auf die Frage gibt Ihnen einen Hinweis darauf, für wie alt der Betroffene sich zu diesem Zeitpunkt hält, wie angemessen oder eben realitätsfern er sich die Gegenwart erklärt, und welche Notlüge ihn unter Umständen über die aktuelle Abwesenheit der vermissten Person hinwegtrösten würde. Scheint der Erkrankte unsicher, ob die Mutter noch lebt, kann man es mit der Wahrheit versuchen; ist er felsenfest davon überzeugt, dass er selber noch klein ist, muss man erkunden, welchen Grund es damals, in dieser Lebensphase für die Abwesenheit der Mama wirklich mal gegeben hat – war sie mal fort, um Tante Gisela zu besuchen? War sie mittwochs immer auf dem Markt? Musste sie in der Kirchengemeinde helfen ...? Anstatt zu flunkern, kann man auch versuchen, schöne Erinnerungen an die Mutter zu wecken, oder wenn nötig (im Sinne eines Dampfablassens) gemeinsam über sie zu schimpfen.

Das Gespräch führte Erich Schützendorf.

Exkurs: Die Geschichtenerzählerin

Frau Schmitz, 96 Jahre alt, lebt in einer Wohngemeinschaft für Menschen mit Demenz. Ihr Sohn versucht, sie einmal in der Woche zu besuchen. Bei schönem Wetter unternimmt er mit ihr einen Waldspaziergang oder er verbringt die Zeit mit ihr in ihrem Zimmer. Ich erlebe Mutter und Sohn als ein harmonisches Paar, das gerne für sich sein will. Bei einem Kaffee komme ich mit dem Sohn ins Gespräch.

„Meine Mutter erzählt ständig dieselbe Geschichte", beginnt der Sohn und dann fasst er die immer wiederkehrende Geschichte der Mutter zusammen:

> Mutter befindet sich mit ihrem Mann auf einer Urlaubsreise in China und zwar in einer Gegend, in der ihr Mann während des 2. Weltkrieges in Gefangenschaft war. Detailreich erzählt sie von einer Bootsfahrt auf einem Fluss. Ihr Ehemann unterhält sich mit dem Schiffsführer, sie beobachtet dabei die Umgebung und beschreibt, was sie sieht: Felsen, Bäume, Pflanzen und Tiere. Bei jeder Wiedergabe der Geschichte entdeckt sie plötzlich ein Tier mit „meterlangen" Beinen und drückt lebhaft ihr Erstaunen aus: „Mit sooo ... langen Beinen, meterlang." Der Kapitän überlässt das Ruder dem Ehemann, setzt sich zu ihr und lobt sie als Entdeckerin eines unbekannten Tieres. Das Lob des Schiffsführers macht sie glücklich und stolz. Den Mitreisenden fühlt sie sich überlegen, weil diese sich ihren Getränken widmen, während sie mit wachen Augen die Fauna und Flora der fremden Welt erforscht.

Der Sohn schmunzelt, er habe diese Geschichte schon so oft gehört, dass er sie wörtlich wiedergeben könne. Dabei kann die Geschichte gar nicht stimmen. Zwar waren seine Eltern nach der Pensionierung viel auf Reisen, auch in Norwegen, wo der Vater in Gefangenschaft war, und in Mexiko, aber niemals in China.

Langweilt Sie die immer wiederkehrende Geschichte nicht, will ich von dem Sohn wissen. Überhaupt nicht, antwortet der. Denn er erkennt in dem Reisebericht viele Erlebnisse und Eigenarten seiner Mutter wieder. Sie setzt, sagt er, aus vielen Bruchstücken ihres Lebens und Erlebens eine Geschichte zusammen. „Es steckt viel Wahrheit in der Geschichte." Mutter habe sich immer schon für Natur, Pflanzen und Tiere interessiert. Für das Tier mit den meterlangen Beinen habe er keine Erklärung, aber Mutter war immer auf der Suche nach etwas Besonderem und sie sei sehr stolz auf sich, dass es gerade sie sei, die ein neues Tier entdeckt habe. Wenn seine Mutter nicht von sich aus von der Urlaubsreise nach China erzählt, lenkt der Sohn das Gespräch auf diese Geschichte, damit die Mutter in ihren „Erinnerungen" schwelgen kann. Sie wäre dann sofort in der Geschichte, verlasse ihre Tristesse und werde zur lebhaften Erzählerin.

Ich frage den Sohn, ob die Geschichte eine Flucht der Mutter aus der tristen Realität in die Fantasie ist. Dem stimmt der Sohn nicht zu. Er denkt, dass die Mutter sich diese und andere Geschichten „zusammenbastelt", um Dinge, die sie sich nicht erklären kann, in eine Logik zu bringen. Sie mache sich die Widersprüchlichkeiten zwischen ihrem Erleben und ihren Gedanken passend. Die Mitreisenden in der Geschichte interpretiert der Sohn zum Beispiel als die Mitbewohner in der WG der Mutter. Seine Mutter meide den Kontakt zu den anderen Bewohnern. Sie bliebe meistens in ihrem Zimmer oder beobachte das Geschehen in dem Tagesraum der WG aus ihrem Zimmer. Ich überlege, ob die desinteressierten Mitbewohner die Mitreisenden sein könnten, die lieber Kaffee trinken als sich für die Natur zu interessieren. Der Sohn hat die gleiche Überlegung. So sei sie früher auch schon gewesen, an allem interessiert, aber auf Distanz bleibend und sich anderen Menschen überlegen fühlen. Alle Elemente ihres Alltagslebens fänden sich in der Geschichte wieder.

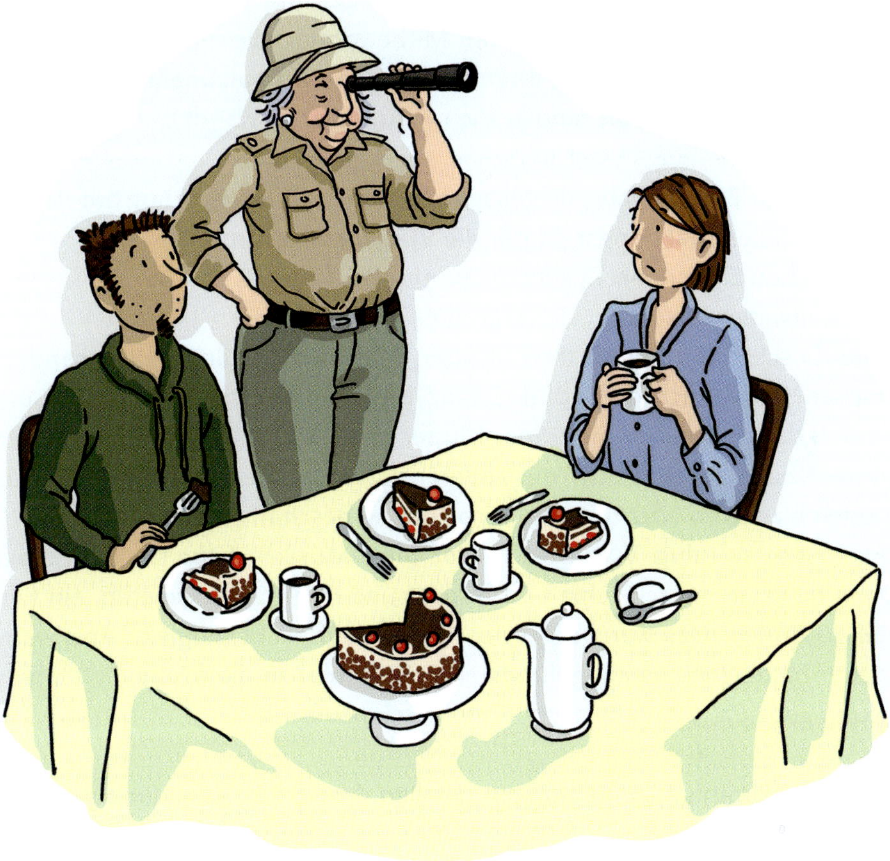

Ihre Mutter sei sich also treu geblieben oder hat sie sich in ihrem Wesen verändert, will ich wissen. Nein, sagt er, sie sei die Alte geblieben, es gerate ihr nur manches durcheinander. Sie hätte sich immer für die Natur interessiert und da er sie kenne, wisse er, wie er ihr kleine Freuden bereiten kann. Als im November die dunkle Jahreszeit begann und er die von der Mutter geliebten Spaziergänge im Wald nicht mehr unternehmen konnte, habe er ihr große Fotos mit Waldmotiven ins Zimmer gehängt. Jetzt erzähle sie, was sie in den Bildern erkennt. Neulich habe sie ein wundersames Tier in einem der Fotos erkannt und tatsächlich, berichtet der Sohn, könne man in das Unterholz mit viel Fantasie einen Hund hineininterpretieren.

Ich fühle mich an die „Blaue Stunde" erinnert, jene Zeit zwischen Tag und Nacht, in der Träume und Wirklichkeit verwoben werden.

„Na ja“, wendet der Sohn ein, „manchmal gewinnt die Realität die Oberhand.“ So beklage sie sich über ihre Mitbewohner, die nicht mit ihr reden. Wenn er sie dann auffordere, ihrerseits den Kontakt aufzunehmen, sagt sie: „Nein, das geht nicht, die sind ja alle miteinander verwandt.“

Beim letzten Besuch habe sie gesagt: „Ich war jetzt lange genug auf Reisen. Beim nächsten Mal bringst du mir die Rückflugtickets mit.“
Versprechen Sie ihr, die Tickets mitzubringen, frage ich.
„Klar“, erwidert er sofort, „sie vergisst es ja.“
„Ihre Geschichten helfen Ihrer Mutter, sich die Wirklichkeit passend zu machen?“, frage ich den Sohn. „Ganz bestimmt ist das so“, sagt er und erzählt, dass er neulich mit seiner Mutter beim Arzt gewesen sei. Im Wartezimmer habe sie sich über die anderen Patienten gewundert, die in Illustrierten blätterten oder mit dem Smartphone beschäftigt waren.
„Hier ist es so ruhig. Warum läuft hier keine Musik?“, habe sie laut gesagt. Dann habe sie die schlechte Luft beklagt und ihren Sohn gebeten, ein Fenster zu öffnen. Das war wegen der Klimaanlage nicht möglich. Aber seine Mutter hätte eine Lösung gefunden: „Geh du mal an die frische Luft“, habe sie ihn gebeten, „dann bringst du mir frische Luft mit.“

Derartige stimmige Umdeutungen gefallen dem Sohn, aber dann sei plötzlich wieder die Realität da. Auf dem Rückweg zur Wohngemeinschaft, habe sie ihn gefragt:
„Bringst du mich jetzt zurück ins Gefängnis?“
„Wie haben Sie reagiert?“, frage ich ihn.
„Ich gehe nicht darauf ein“, gibt er Sohn zur Antwort. „Ich gehe mit ihr Arm in Arm zurück zur Wohngemeinschaft.“
„Fällt es Ihnen schwer, ihre Mutter in der Wohngemeinschaft zurückzulassen, wenn Sie nach Hause gehen?“
„Eigentlich nicht. Sie ist lebenssatt und das verstehe ich. Manchmal sagt sie: ‚Ich bring mich um, ich will nicht mehr. Bring mir was mit.‘“
Diesen Wunsch könne er nachvollziehen, er nehme ihn aber nicht ernst. Für die Verabschiedung habe er ein Ritual gefunden, das ihm helfe, zu gehen und seiner Mutter helfe, in der Wohngemeinschaft zu bleiben. Sie sammeln bei ihren Spaziergängen Zweige, diese stelle er beim Abschied in eine Vase und sage: „Wenn die verwelkt sind, komme ich wieder.“

Die Sprache versagt ihren Dienst

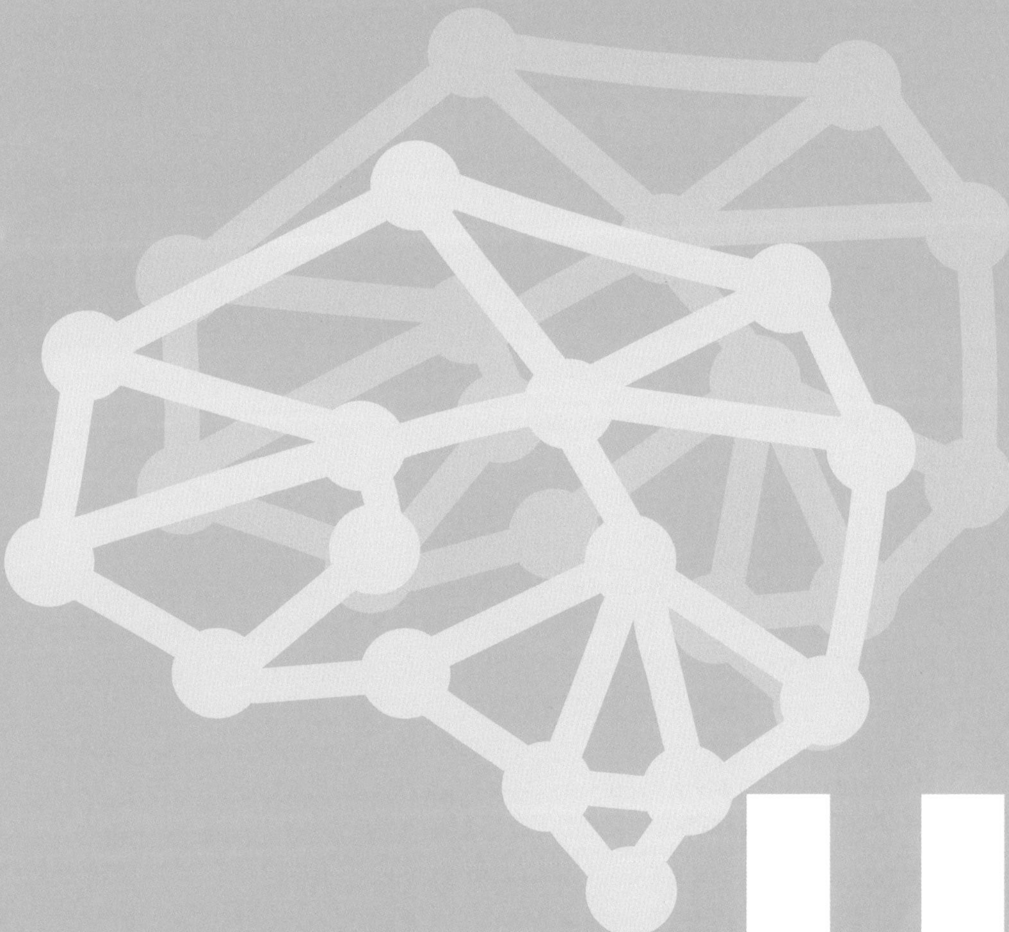

II

1 Eine Verständigung wird unmöglich

Erich Schützendorf

In dem Wort „Verständigung" steckt das Wort „Verstand". Genau auf diesen kann sich der Mensch mit Demenz immer weniger verlassen. Wenn ein Mensch nicht mehr logisch und nicht mehr kausal denken, keine richtigen Rückschlüsse ziehen, kaum noch Zusammenhänge und kein zeitliches Kontinuum erkennen kann, dann ist eine Verständigung mit ihm schwierig bis unmöglich. Man kann mit ihm keine Absprachen treffen und keine Kompromisse aushandeln, man kann ihm nichts erklären oder an seine Einsicht appellieren.

Der Mensch versteht selbst einfachste Aufforderungen und Bitten nicht mehr. Er erkennt die Bemühungen der anderen nicht an, er bedankt sich nicht und natürlich kann er keine Rücksicht nehmen, weil er die Bedürfnisse der ihn umgebenden Menschen nicht einordnen kann. Er ist nur noch für sich selbst da. Dann sind die demenziellen Veränderungen weit vorangeschritten und das Verhalten der Menschen wird zu einer oft täglichen Herausforderung. Es kommt jetzt darauf an, Kompromisse zu finden, Neues auszuprobieren und vor allem nicht nur an das Wohl des Menschen mit Demenz, sondern auch an sein eigenes Wohl zu denken. Vielleicht helfen Ihnen die folgenden Gedanken, die ein oder andere Situation gelassener zu ertragen und zu bewältigen.

» Immer enger, leise, leise
Ziehen sich die Lebenskreise.
Schwindet hin, was prahlt und prunkt,
Schwindet hoffen, hassen lieben.
Und ist nichts in Sicht geblieben
Als der letzte dunkle Punkt.

Theodor Fontane

Der Tag fängt nicht besonders gut an

Morgens sitzt der Vater in seinem Bett und verlangt nach der Tochter, die im Badezimmer die Morgentoilette für den Vater vorbereitet:

„Kommst du?", fragt er.
Sie ruft ihm aus dem Badezimmer zu: „Noch zwei Minuten."
Er bedrängt sie: „Ich kann nicht mehr liegen."

Der Vater kann nicht mehr in einem zeitlichen Kontinuum denken. Die Uhrzeit spielt für ihn keine Rolle mehr. Er ist alleine, die Tochter ist nicht bei ihm, er will nicht alleine sein. Da kann die Tochter ihn nicht auf später vertrösten. Der Vater befindet sich in einer vergleichbaren Situation zu einem Kleinkind, für das die Mutter nicht anwesend ist, wenn es sie nicht sehen kann. Die Tochter ist hin- und hergerissen. Sie will den Vater nicht warten lassen, will aber zugleich auch alles für die Morgentoilette im Bad vorbereitet haben.

Muss die Tochter ihre Verrichtungen im Badezimmer unterbrechen und sofort zum Vater ins Schlafzimmer gehen? Sicherlich nicht, denn es darf davon ausgegangen werden, dass die Tochter unterscheiden kann, ob der Vater wie ein Kind, dessen Wunsch nicht sofort erfüllt wird, „nur" quengelt oder ob er sich tatsächlich in einer akuten Notsituation befindet.

Aufforderungen zum Mitmachen werden ignoriert

Die Tochter hat das Gesicht des Vaters gewaschen und bittet ihn anschließend, sich selbst abzutrocknen. So hofft sie, die Selbstständigkeit des Vaters wenigstens in Teilbereichen zu erhalten. Auf ihre Bitte: „Nimmst du bitte das Handtuch!", reagiert der Vater: „Ja, ich probiere gleich, weil das so kalt ist." Dann nimmt er das Handtuch und hält es fest. Die Tochter fordert ihn auf, das Handtuch zu benutzen, um das Gesicht abzutrocknen. Der Vater hält das Handtuch stattdessen fest in den Händen und lacht. Die Tochter will das Abtrocknen nun selbst übernehmen, aber der Vater überlässt ihr das Handtuch nicht.

Man kann annehmen, dass der Vater, das ihm gereichte Handtuch als Geschenk ansieht, das nun ihm gehört und welches er nicht wieder hergeben will. Wie in der folgenden Illustration befindet sich der Vater in der Welt der Fantasie. Er fliegt glücklich über das Geschenk davon und die Tochter versucht verzweifelt, ihn auf dem Boden der Tatsachen zurückzubringen. Würde die Tochter das Handtuch dem Vater überlassen und ihn mit einem zweiten Handtuch abtrocknen, wären wahrscheinlich beide zufrieden gestellt.

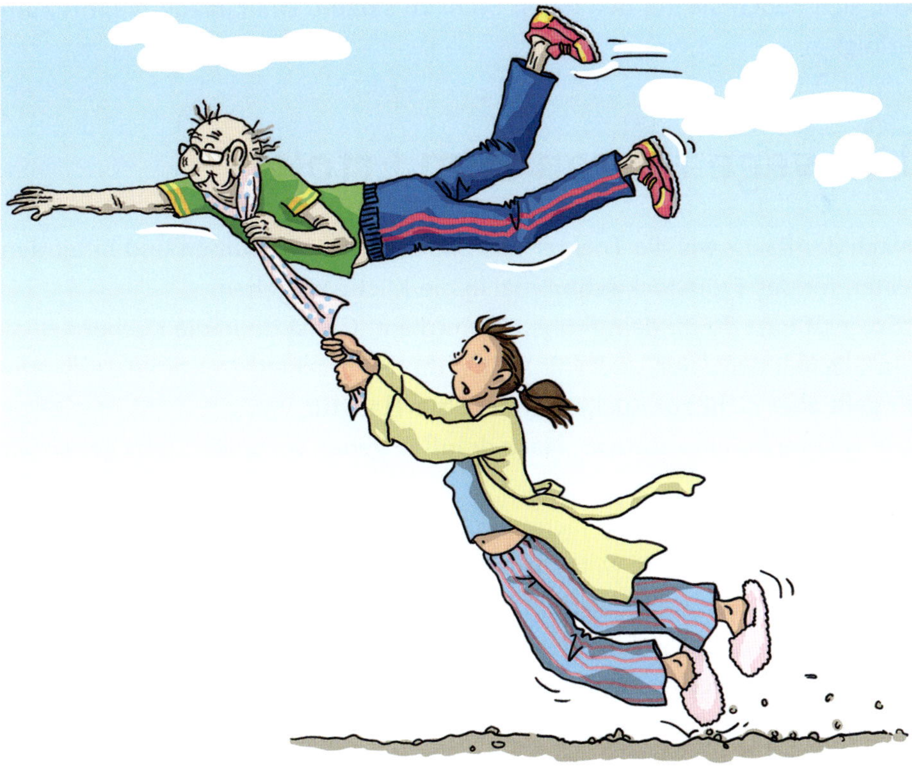

Hinsetzen muss man lernen

Dann will die Tochter den Vater rasieren und bittet ihn, sich hinzusetzen.
„Setz dich, Papa."
Der Vater bleibt stehen. Er weiß nicht, wie er der Aufforderung Folge leisten soll. Was bedeutet „hinsetzen"? Wie setzt man sich hin? Und was passiert, wenn man sich setzt und hinter einem befindet sich kein Stuhl, der einen

auffängt? Was soll er tun? Vorsichthalber bleibt er stehen, dann kann ihm nichts passieren. Eine Wiederholung der Aufforderung hilft in dieser Situation nicht weiter und auch der Versuch, ihn auf den Stuhl herunterzudrücken, ist wenig hilfreich.

Glücklicherweise versteht die Tochter die Not des Vaters. Sie nimmt sich einen Hocker, setzt sich darauf und lädt den Vater mit einer Handbewegung ein, sich neben sie auf den freien Stuhl zu setzen. Die Einladung führt zum Erfolg!

Umwege führen zum Erfolg

Nach der Rasur will die Tochter das Badezimmer aufräumen und bittet den Vater, für das Frühstück schon mal in die Küche zu gehen.
„So, jetzt hast du dir dein Frühstück verdient. Gehst du in die Küche?"
„Ja", lächelt der Vater, „mit mir kannst du das machen."
Er geht aber nicht zur Küche, sondern zur Haustür.
Die Tochter holt ihn zurück: „Nach draußen gehen wir später. Jetzt gehen wir zum Frühstück."
Das sieht der Vater gar nicht ein, denn nach dem Waschen und der Aufforderung zu gehen, will er sich auf den Weg zur Arbeit machen und das sagt er auch: „Die Arbeit wartet nicht."
Die Tochter rettet die Situation: „Natürlich musst du pünktlich in deinem Büro sein, aber vorher musst du frühstücken."
Das leuchtet dem Vater ein. Die Tochter bietet ihm ihren Arm an, er hakt sich bei ihr ein und lässt sich zur Küche führen.

Die Tochter verlässt sich nicht mehr alleine auf die Sprache, um bei ihrem Vater etwas zu erreichen. Sie kommuniziert mit Gesten und Blicken, sie zeigt und macht ihm vor, was er tun soll. Zudem versteht sie, was in ihrem Vater vorgeht und reagiert entsprechend. Der Vater will das Handtuch nicht mehr hergeben und der Wille des Vaters ist der Tochter wichtiger als ihr Ziel, den Vater zum selbstständigen Abtrocknen zu animieren. Im Badezimmer kann der Vater die Aufforderung, sich hinzusetzen, nicht befolgen, weil er nicht versteht, was er tun soll. Als die Tochter sich hinsetzt und ihn einlädt, sich ebenfalls zu setzen, kommt er gerne der Einladung nach.

Nach der Rasur, soll er in die Küche gehen. Er versteht nur, dass er gehen soll, aber wohin? Er verbindet „gehen" mit „zur Arbeit gehen". Die Tochter schaltet schnell und baut eine Brücke, über die beide gehen können. Da der Vater immer schon eine Rücksicht nehmende Person war, geht er auf den Vorschlag der Tochter ein. Eine dominante Person, die sich immer schon im Leben durchgesetzt hat, hätte sich eher nicht abhalten lassen. Ihn hätte man begleiten und darauf hoffen müssen, dass die Aussicht auf ein Frühstück bald verlockender wird, als zur Arbeit zu gehen.

TIPP
Vormachen und zeigen statt erklären und belehren.

Alles muss dreimal gesagt werden

Viele Menschen mit Demenz entwickeln eine Neigung zu Wiederholungen. Es ist wahrscheinlich, dass sie sich nicht merken können, was sie gesagt oder gefragt haben. Aber da das Thema oder die Frage ihnen sehr wichtig ist, sprechen sie es immer wieder an.

Um 9 Uhr bittet der Mann seine Frau: „Ich glaube, unsere Tochter weiß gar nicht, wo ich bin. Ruf sie bitte an!"
Um 9:30 Uhr bittet er wieder: „Ich glaube, unsere Tochter weiß gar nicht, wo ich bin. Ruf sie bitte an!"
Um 10 Uhr bittet er seine Frau erneut: „Ich glaube, unsere Tochter weiß gar nicht, wo ich bin. Ruf sie bitte an!"

So geht das Tag für Tag. Das ist natürlich für jeden nervenaufreibend.

Um 9 Uhr versucht die Ehefrau, ihren Mann zu beruhigen: „Mach dir keine Sorgen, unsere Tochter weiß, wo du bist."
Um 9:30 Uhr spiegelt sie seine Sorgen: „Du machst dir Sorgen, dass unsere Tochter nicht weiß, wo du bist."

Um 10 Uhr hat sie keine Kraft mehr, auf seine Bitte einzugehen. Sie überhört ihn, lenkt sich mit einer Tätigkeit ab oder verlässt den Raum.

Die ersten beiden Reaktionen sind löblich, die dritte aber keineswegs verwerflich. Wer sich so viel Mühe gibt wie die Ehefrau, dem ist es gestattet, auch an sich zu denken und sich zu verweigern.

Die Menschen mit Demenz sind wie die Rosen. Sie haben wunderbare Blüten, die einen erfreuen und verzaubern, aber sie haben eben auch Dornen, mit denen sie stechen und verletzen können. Anfangs sind die Dornen meist sehr klein, kaum spürbar. Aber sie werden mit der Zeit immer größer. Dornen können sein:

- Wiederholungen,
- Langsamkeit,
- Vorhersehbarkeit
- oder Widersprüchlichkeit.

TIPP

Wie in jeder Beziehung geht es darum, vertretbare und anständige Kompromisse zu finden. Niemand darf sich auf Dauer und ganz durchsetzen und niemand muss auf Dauer und ganz zurückstecken. Mal setzt sich der eine, mal der andere durch, mal muss der eine, mal der andere zurückstecken. Das gilt auch für den Umgang mit Menschen mit Demenz, denn sie sind auch in dieser Hinsicht gleichrangige Personen.

Darf man ihre penetranten Fragen und Bitten also überhören, sie mit ihrer Sorge, ihrer Not vorübergehend alleine lassen, wie die Ehefrau das bei der dritten Wiederholung innerhalb einer Stunde praktiziert?

Ja, wenn man durch das Abschalten Kraft für die nächste Zuwendung findet. Lieber überhört man die Wiederholun-

---

gen oder zieht sich einen Kopfhörer auf, bevor man aus der Haut fährt und den Menschen anschreit. (Auch das Anschreien wird in wenigen Fällen vertretbar sein, allerdings nur dann, wenn einem die Entladung Luft verschafft und man sich anschließend versöhnen kann.)

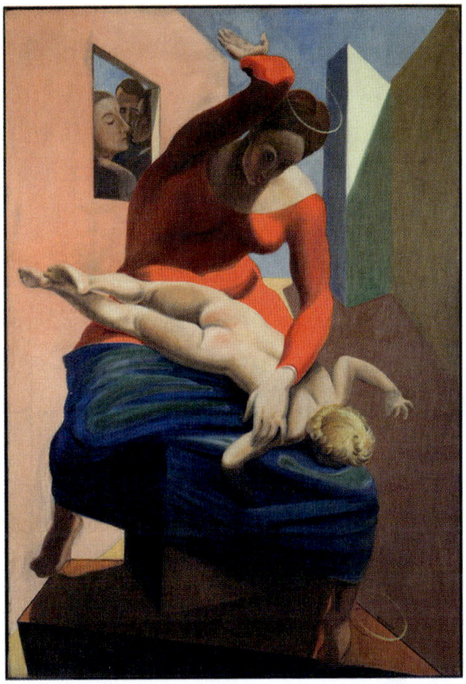

Max Ernst: Die Jungfrau züchtigt das Jesuskind vor drei Zeugen

Der Maler Max Ernst verfolgte mit seinem Gemälde „Die Jungfrau züchtigt das Jesuskind vor drei Zeugen" eine andere Absicht. Für mich zeigt das Gemälde jedoch, dass selbst heilige Menschen so weit gebracht werden können, dass sie „ausrasten".

Im Alltag wird man gelegentliche Unbeherrschtheiten, die im Affekt passieren, in Kauf nehmen dürfen. Gewalt ist natürlich auf jeden Fall tabu: Schlagen, Demütigung, Vernachlässigung. Unterhalb der Grenze zur Gewalt darf man Menschen überhören, übersehen und warten lassen, um sich selbst zu schützen.

Übertragen auf unseren Kontext, könnte man das Bild auf die Situation mit Menschen mit Demenz auch so deuten: Die drei befreundeten Maler, die in dem Seitenfenster der Züchtigung zusehen, repräsentieren die Öffentlichkeit, die genau weiß, wie schwierig der Umgang mit Menschen mit Demenz sein kann, die aber nicht so genau hinsehen will, was im Privaten passiert und die Angehörigen mit ihren Belastungen sich selbst überlässt.

Nutzen Sie Rettungsboote!

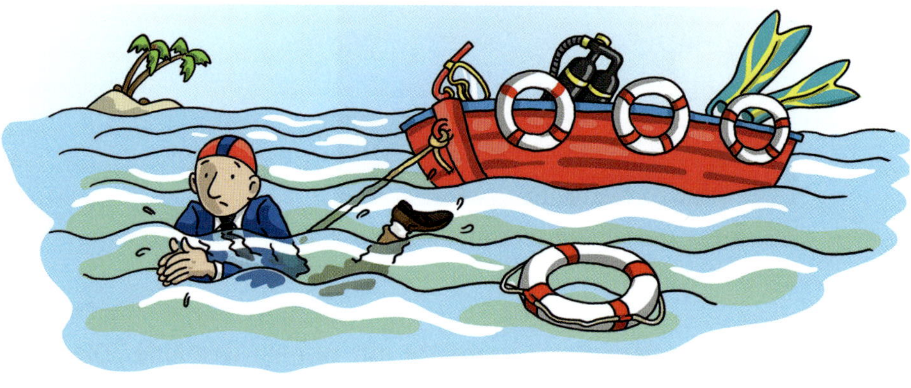

Leider gibt es auch Wiederholungen, bei denen es sehr schwerfällt, sich zu entziehen.

Der Mann kommt nicht zur Ruhe, läuft seiner Frau nach und fragt:

> „Was soll ich denn jetzt tun?"
> „Was soll ich denn jetzt tun?"
> „Was soll ich denn jetzt tun?"

Oder er ist verzweifelt:

> „Kannst du mir helfen?"
> „Kannst du mir helfen?"
> „Kannst du mir helfen?"

Oder er kann nicht alleine sein:

> „Bleibst du bei mir?"
> „Bleibst du bei mir?"
> „Bleibst du bei mir?"

Man möchte den Menschen mit Demenz beistehen, ist aber selber hilflos. Stellen Sie sich vor, Sie schwimmen mit einem dieser Menschen über einen See. Plötzlich klammert sich der Mensch an Ihnen fest. Dadurch drohen Sie unterzugehen und zu ertrinken. Ein Boot, das Ihnen in dieser Lage Sicherheit gibt, wäre hilfreich. Sicher im Boot sitzend, könnten Sie nahe genug bei dem Menschen bleiben ohne unterzugehen. Im Notfall könnten Sie mit diesem Boot auch zum Festland zurückrudern, wo Sie wieder sicheren Boden unter den Füßen hätten.

Rettungsboote kommen zum Einsatz, wenn Sie sich überfordert fühlen und sich nicht mehr zu helfen wissen. Dann bieten sie Ihnen die Möglichkeit, Luft zu holen, durchzuatmen, wieder in Balance zu kommen und zum Festland zurückzukehren. Menschen mit Demenz werden die Rettungsboote nicht besteigen. Sie befinden sich in ihrem Element. Man „rettet" sie nicht, indem man sie in sein Rettungsboot zieht und mit ans Festland nimmt. Man kann ihnen nur begegnen, wo sie sind – unter Wasser – und wenn Ihnen bei zu viel Nähe die Luft ausgeht, helfen die Rettungsboote, um Distanz zu suchen.

TIPP

Überlegen Sie, was Ihnen helfen könnte, bei ihrem Angehörigem zu bleiben. Welchen Taucheranzug benötigen Sie, um im See nicht unterzugehen? Hilft Ihnen ein Getränk, an dem Sie sich festhalten? Oder Musik oder eine Beschäftigung, die Sie entspannt und Ihnen erlaubt, bei dem Menschen zu bleiben, ohne völlig vereinnahmt zu werden?

Tauchen Sie mit ihm in den See der Angst, der Unruhe, der Verzweiflung, der Traurigkeit, des Weinens ein, aber vergessen Sie nicht aufzutauchen, wenn Sie keine Luft mehr bekommen. Wenn Sie die Grenze Ihrer Belastbarkeit spüren, dann scheuen Sie sich nicht, an das rettende Ufer zurückzukehren.

Bevor Sie auftauchen, müssen Sie dem Menschen nicht versprechen wiederzukommen. Das wird er nicht verstehen. Für ihn zählt nur, dass er verlassen wird. Geben Sie ihm zum Abschied die Hand oder verbeugen Sie sich, um anzukündigen, dass Sie ihn verlassen. Sie waren in seinem Element, haben sich auf ihn eingestellt und bei ihm in Ruhe und Gelassenheit verweilt. Das reicht, jetzt sind Sie mit Ihren Bedürfnissen an der Reihe.

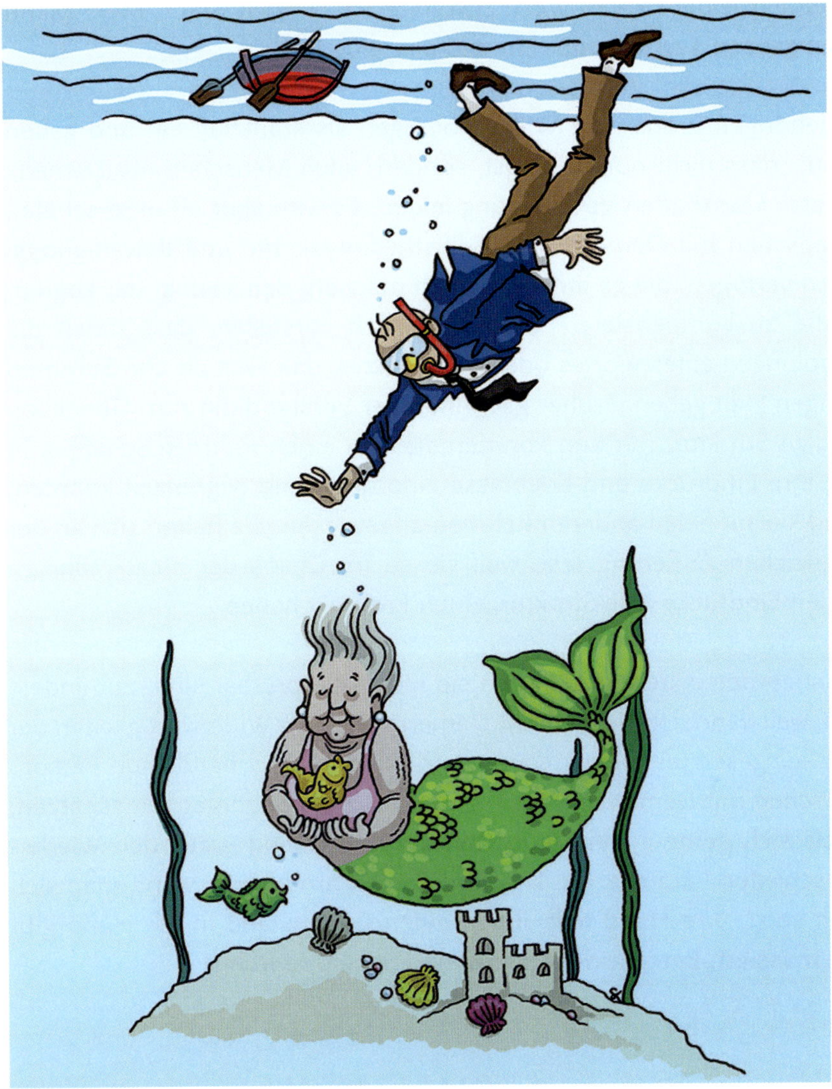

Wiederholungen geben Sicherheit

In einem Gesprächskreis für pflegende Angehörige erzählt eine Tochter, dass ihre Mutter nur noch einen Satz zu Wege bringt: „Ich bin allein, ich armes Schwein."

Ein Sohn berichtet das Gleiche von seinem Vater. Er sage nur noch: „Wieder da. Wieder da. Wieder da", und reibe dabei mit seiner Hand an der Tischkante.

Eine Ehefrau meldet sich zu Wort: „Da habe ich ja noch Glück. Mein Mann singt den ganzen Tag nur noch ein und dasselbe Lied."

Die Angehörigen ordnen die Wiederholungen als krankhaft ein und gehen davon aus, dass nicht nur sie selbst, sondern auch Menschen mit Demenz unter dieser krankhaften Veränderung leiden. Es wird aber oft unterschätzt, dass Menschen mit Demenz über Selbstheilungskräfte und Bewältigungsstrategien verfügen, die es ihnen möglich machen, den Verlust der kognitiven Kräfte zu kompensieren. Man kann sich vorstellen, dass ihnen die Wiederholungen eines Wortes oder eines Satzes, das ewig gleiche Summen oder Singen Halt geben. Früher gab ihnen der Verstand die zum Überleben notwendige Struktur, mit ihm konnten sie sich einen Rahmen schaffen, in dem sie ihre Eindrücke und Erlebnisse einordnen und begrenzen konnten. Jetzt sind sie auf einen anderen Rahmen angewiesen. Sie halten sich an der immer gleichen Äußerung fest, weil sie so im Chaos der nicht mehr zu ordnenden Eindrücke eine Struktur, einen Fixpunkt haben.

Diese Annahmen wären, auch wenn sie nicht überprüfbar sind, zumindest tröstlich, weil dann der Mensch mit Demenz kein den Widerwärtigkeiten der Demenz ausgesetztes Objekt wäre, sondern eine aktiv handelnde Person. Da Menschen mit Demenz ganz besonders soziale Geborgenheit schätzen, lassen sie sich gerne – wenn auch nur vorübergehend – aus den Wiederholungsschleifen herausholen. Das funktioniert am besten, wenn man sich zu ihnen setzt, ihre Hand hält, ihnen einen Gegenstand in die Hand gibt oder sie massiert. Entscheidend dabei sind Stille und Ruhe.

Wortsalat

» „Und dann hat der, also nein, nein, aber nicht mit mir."
Oder:
„Das soll der, aber der ..."
Oder:
„Ich will ... Das weißt du doch."

Die Worte und Satzteile, die der Ehemann verwendet, passen nicht mehr zusammen. Er vermengt verschiedene Gesprächsinhalte und er setzt Worte ohne erkennbaren Sinn aneinander. Manchmal hören sich die verbalen Äußerungen an, als wäre die

Nadel des Schallplattenspielers in einer Rille hängengeblieben. Ein Wort oder ein Satzteil werden wie in einer Endlosschleife wiederholt. Der Mensch mit Demenz redet und bleibt plötzlich an einem Wort hängen: „... und dann, und dann, und dann, ... und dann hab ich hier, ... ich weiß nicht, ich weiß nicht.“

Geben Sie dem Menschen mit Demenz die Zeit, die er zum Reden braucht. Hören Sie zu, ohne ihm mit Ihren Worten auf die Sprünge helfen zu wollen. Entscheidend ist, dass sie da sind und er eine Person hat, der er sich mitteilen kann. Das, was er sagt, muss nicht klar, nicht zusammenhängend und nicht nachvollziehbar sein. Wer zuhört, kann oft erahnen, was der Mensch ausdrücken will. Achten Sie auf seine Augen, seine Mimik, seine Bewegungen, also die Körpersprache. Wie fühlt er sich? Ist er aufgeregt oder entspannt? Hat er Schmerzen? Wen sieht er vor sich: sein Kind, seine Frau, einen Fremden, einen Kollegen? Ist er Bittsteller oder Chef? Lobt er oder beschwert er sich?

Dann kann man entsprechend reagieren, seine Gefühle validieren (siehe „Integrative Validation“, Teil III, Kapitel 1), ihn in seiner jeweiligen Rolle ernst nehmen oder schlichtweg verwöhnen (siehe „Lust- und Gefühlvoll miteinander in Beziehung treten“, Teil III, Kapitel 5.)

Unverständnis

Der Ehemann erkennt seine Frau nicht mehr und fordert sie auf, die Wohnung zu verlassen. Sie ist verzweifelt und weiß nicht, wie es weitergehen soll.

Es kommt immer wieder vor, dass Menschen mit Demenz ihnen sonst bekannte Personen nicht mehr erkennen oder verwechseln. Die Tochter kann als Partnerin gesehen werden oder auch als unbekannte Person. Das ist für Angehörige schmerzhaft.

Wenn der Vater die Tochter fragt: „Wer sind Sie? Was wollen Sie?“, dann hilft es nicht, wenn die Tochter den Vater zur Einsicht bringen will: „Vater, ich bin das. Erkennst du mich nicht?“ Sie kann ihren Vornamen nennen und abwarten, ob dieser die Erinnerung weckt. Oder sie nimmt bewusst die Rolle einer Besucherin an und sagt: „Sie kennen mich nicht, aber ich wollte Sie mal kennenlernen.“

Wenn der Mann seine Ehefrau nicht im Haus dulden will, dann kann auch sie versuchen, ihre Rolle zu wechseln und sagen, dass sie im Hause sei, um sauber zu machen. Dieser Rollenwechsel stellt für viele Frauen nach einer langen Partnerschaft eine Zumutung dar. Aber es ist einen Versuch wert. Untermauert der Ehemann seine Aufforderung handgreiflich, dann hilft keine Kommunikation, dann kann nur der Psychiater oder eine räumliche Trennung (zum Beispiel Pflegeheim) helfen.

Stummheit

Irgendwann verstummt der Ehemann. Er spricht nicht mehr und scheint nicht mehr ansprechbar. Er sieht seine Angehörigen stumm und ausdruckslos an. Der Sohn hat den Eindruck, dass der Vater durch ihn hindurchsieht, die Tochter meint: „Als würde er in meine Seele sehen.“ Die Ehefrau hält das Starren nicht aus. Kommunikation ist nun ausschließlich Sache der Sinnlichkeit, des Liebhabens und der Zärtlichkeit.

Sprache kann jetzt nur noch als Begleitmusik fungieren. Die Inhalte des Gesagten spielen keine Rolle mehr. Entscheidend ist der Klang der Stimme. Man kann vorlesen, Tiergeräusche, Meeresbrandung, Walgesänge abspielen oder einfach dem Menschen mit Demenz nah sein und bei ihm/ihr ruhig verweilen.

Freuen Sie sich, wenn die Menschen eine Reaktion zeigen, wenn sie lächeln, weinen oder den Blick wechseln. Genießen Sie einfach die wenigen Glücksmomente.

2 Die Neurologie der Kommunikation

Ingo Kilimann

Kein Empfang?

Im Grunde ist es eine einfache Beschreibung der Grundlage der Kommunikation und sie ist auch nicht neu oder innovativ. Und doch ist sie sehr wichtig zum Verständnis von Kommunikationsstörungen: Kommunikation besteht aus einem Sender, also einer Person, die Informationen „aussendet", und einem Empfänger, also jemanden, der Informationen aufnimmt.

Kommunikation besteht aus einem Sender und einem Empfänger. Der Sender schickt eine Nachricht ab, die der Empfänger aufnimmt oder besser gesagt, aufnehmen soll.

Mit diesem einfachen Modell kann man bereits mögliche Probleme in der Kommunikation mit Menschen mit Demenz erarbeiten: Was ist, wenn der Empfänger nicht weiß, dass er gerade Empfänger ist?

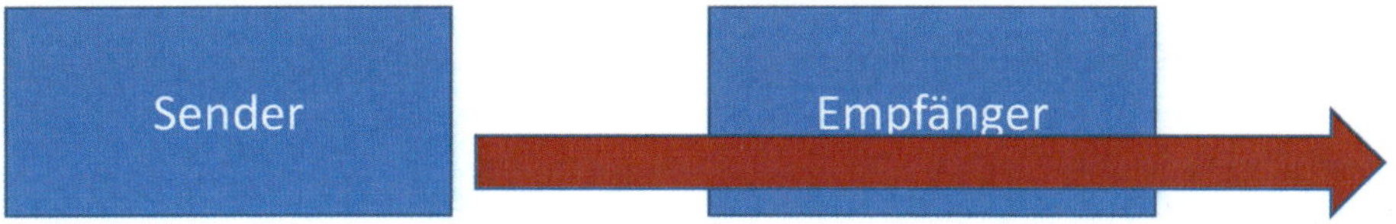

Der Empfänger ist nicht auf „Empfangsmodus". Die Nachricht geht am Empfänger vorbei.

Die Ursache für diese Kommunikationsstörung kann vielfältig sein. Häufig ist es ein Fehlen der Aufmerksamkeitsleistung. Ich muss für ein Gespräch meine Aufmerksamkeit auf den Sender lenken – mich also empfänglich für eine Nachricht machen, damit diese überhaupt von mir aufgenommen werden kann.

Eine einfache aber sehr wichtige Hilfe in der Kommunikation mit Menschen mit Demenz ist daher das Aktivieren des Empfängers.

TIPP

- Achten Sie auf Blickkontakt, wenn Sie miteinander sprechen.
- Sprechen Sie die Person mit Namen an.
- Nehmen Sie auch körperlichen Kontakt auf, legen Sie zum Beispiel eine Hand auf die Schulter.

Zwar können Sie hierdurch die Aufmerksamkeit deutlich steigern, bedenken Sie aber, dass auch die Aufmerksamkeitsspanne eingeschränkt sein kann:

- Verwenden Sie kurze Sätze und eine einfache Sprache.

Eine eingeschränkte Aufmerksamkeitsleistung kann viele Gründe haben und besteht bei verschiedenen Demenzerkrankungen. Bei den fronto-temporalen Demenzen ist es zudem häufig ein frühes Symptom der Erkrankung. Dies liegt u. a. daran, dass der Schwerpunkt der Hirnveränderungen bei dieser Erkrankung im Stirnhirn liegt, welches wiederum für die Aufmerksamkeitsleistung zuständig ist.

Konzentration, bitte!

Neben der Aufmerksamkeit ist die Konzentration für die Kommunikation essenziell. Auch für diese Fähigkeit ist wieder das Stirnhirn im Besonderen wichtig. Als Konzentration wird die Fokussierung der Aufmerksamkeit bezeichnet. Das ist für manche Menschen – auch ohne eine Demenzerkrankung – eine besonders große Herausforderung. Ständig prasseln neue Reize auf uns ein, für eine gelungene Kommunikation müssen wir uns jedoch auf den „Sender" konzentrieren.

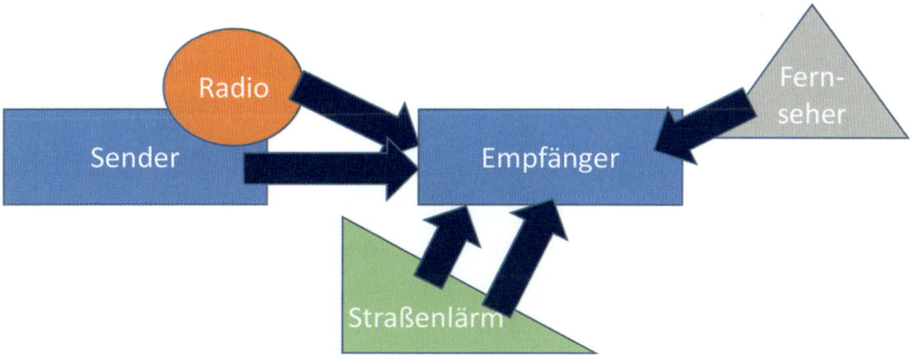

Hier braucht es viel Konzentration, all diese Reize auszublenden, um die Nachricht des Senders zu empfangen.

Es ist für jegliche Kommunikation wünschenswert, aber insbesondere wenn man weiß, dass ein Mensch mit einer Demenzerkrankung an einer Kommunikation teilnimmt: Achten Sie darauf, dass Sie externe Reize – wenn möglich – reduzieren und insgesamt für eine reizarme Umgebung sorgen. Des Weiteren sollten die „gewünschten" Reize verstärkt oder besonders betont werden. Sie als GesprächspartnerIn sollten gut erkennbar sein. Achten Sie auf eine gute Beleuchtung des Raumes, er sollte hell und freundlich sein. Wichtig ist, dass der Mensch mit Demenz nicht direkt in die Sonne oder in ein grelles Licht schauen muss, um Sie zu sehen. Es bedarf bereits großer Konzentration und Anstrengung, den hierfür nötigen Ausgleich zwischen dem besonders hellen Licht und den Rest der Umgebung zu bewerkstelligen. Diese Energie sollte doch besser in die Kommunikationsfähigkeit fließen.

TIPP

Darauf sollten Sie achten, um eine reizarme Umgebung zu erreichen:

- Schalten Sie den Fernseher oder Radio aus.
- Vermeiden Sie weitere Geräuschquellen (z. B. Fenster schließen bei starkem Verkehr).

- Alle Teilnehmer einer Kommunikation sollten im Blickfeld des Menschen mit Demenz sein.
- Vermeiden Sie weitere Tätigkeiten, führen Sie diese nacheinander und nicht gleichzeitig aus (besser nur sprechen und nur kochen statt sprechen und kochen gleichzeitig).

Bedenken Sie, dass unser Gehirn nicht nur die Reize verarbeitet, die uns von außen erreichen. Auch die Informationen, die der Körper an das Gehirn schickt, müssen verarbeitet werden. Unser Gehirn entscheidet ständig, ob körpereigene Informationen von Relevanz sind oder nicht. Die relevanten Informationen werden dann über die zusätzliche Schleife unserer Wahrnehmung geschickt. Wenn es zu kalt oder zu heiß ist, wenn das Knie schmerzt oder die Blase drückt, werden uns diese Körperinformationen bewusst, damit wir entsprechend reagieren können. Erhält man diese zusätzlichen Informationen während einer Kommunikation, so lenken diese natürlich ab. Versuchen Sie mal Zeitung zu lesen mit übervoller Blase! Da gehen so einige Informationen verloren. Für eine entspannte Kommunikation auf beiden Seiten sollte man also auch diese inneren Reize bedenken und nach Möglichkeit reduzieren.

TIPP

Darauf sollten Sie achten:

- Ist der Raum angenehm temperiert?
- Ist die Blase entleert? Ist die Sitzgelegenheit bequem?
- Bestehen keine Schmerzen/sind diese ausreichend behandelt?

Natürlich gelten die Empfehlungen zur Schaffung von reizarmen Situationen nicht für die gesamte Lebenswelt eines Menschen mit Demenz. Ganz im Gegenteil: Im Alltag sollte es nicht durch fehlende Reize langweilig werden.

Die Reizreduzierung sollte nur zur Verbesserung der Kommunikation angestrebt werden bzw. besondere Beachtung finden, wenn die Kommunikation miteinander erschwert ist.

Wir hatten doch heute einen Termin?

Jedes Gespräch, welches mehr als einen einmaligen Austausch von kurzen Sätzen beinhaltet, hat gedankliche Ankerpunkte, um inhaltlich einen Gesprächsfaden aufzubauen. Die Nutzung von Ankerpunkten setzt eine gewisse Gedächtnisleistung voraus. Bei der sogenannten Transferleistung – also das Nutzen von Information aus vorherigen Ereignissen oder Gesprächen – ist die Merkfähigkeit besonders gefragt. Zum Beispiel benötigt man zur Beantwortung der Frage „Möchtest du unser Brettspiel von gestern fortführen?“ mindestens das Wissen um das gestrige Spiel, womöglich sogar noch um den letzten Spielstand bei Unterbrechung am Vortag. Für einen Menschen mit Gedächtnisveränderungen kann das schon eine große Herausforderung sein. Dies können Sie vermeiden.

Es bedarf ein wenig Übung, aber dann ist es für jeden problemlos möglich, die Kommunikationspartner nicht zu überfordern. Setzen Sie keine Information voraus, sondern liefern Sie diese einfach mit der Frage dazu. Bleiben wir bei unserem Beispiel. Die Frage könnte auch lauten: „Möchtest du das Mensch-Ärgere-Dich-Nicht von gestern weiterspielen?“. Die so gestellte Frage ist auch ohne Erinnerung an das gestrige Spiel gut und einfach zu beantworten.

Die Störung der Kurzzeitgedächtnisleistung ist ein besonders häufiges Symptom bei Demenzerkrankungen. Bei der Alzheimer-Erkrankung ist eine eingeschränkte Merkfähigkeit sogar eines der ersten Krankheitsanzeichen überhaupt. Beim Abstimmen der Tagesplanung oder bei Absprachen untereinander ist aber gerade das Kurzzeitgedächtnis besonders gefragt.

Bei einer Störung der Merkfähigkeit unterscheiden die Experten zwischen einer Enkodierstörung – also einem Problem beim Erlernen von neuer Information – oder des Abrufs von gelernter Information. Ohne Schritt Eins – der Enkodierung – kann der Abruf nicht erfolgreich sein. Es können auch beide Phasen gestört sein, wie z. B. bei der Alzheimer-Krankheit. Warum es hilfreich bei der Verbesserung der Kommunikation ist, zu wissen, welche Gedächtnisstörung mein Gesprächspartner/meine Gesprächspartnerin hat, möchte ich Ihnen an zwei Beispielen zeigen:

Gespräch 1

A: Hallo, schön Sie zu sehen! Sie waren doch gerade im Urlaub. Wo waren Sie nochmal?

B: Hallo. Es war wunderbar. Ich mochte vor allem das warme Wasser und die herrliche Luft. Aber wo genau waren wir? Hmmm, ich komme bestimmt gleich drauf!

A: Ihre Frau hat mir gesagt, Sie haben fast jeden Tag Pizza gegessen!

B: Pizza, genau! Wir waren in Italien, natürlich. Ein kleines Städtchen in der Nähe von Neapel.

Dieses Beispiel zeigt eine Situation mit einem Menschen, der eine Abrufstörung hat. Diese Art von Gedächtnisstörung ist sehr typisch für die Parkinson-Erkrankung. Auf die direkte Nachfrage wird nicht gleich die richtige Antwort gefunden, aber mit einem Hinweis (in unserem Beispiel ist die Pizza der Hinweis) wird der Abruf erleichtert und die Information ist wieder verfügbar. Über diesen Hinweis können dann auch weitere Informationen verfügbar werden, die mit der Information verknüpft sind. Dieser vielleicht sogar unbeabsichtigte Hinweis konnte also nicht nur den Abruf der Information Italien, sondern auch zusätzliche Informationen zur Urlaubsregion aktivieren.

Gespräch 2

A: Hallo, schön Sie zu sehen! Sie waren doch gerade im Urlaub. Wo waren Sie nochmal?

B: Achso, ja. Urlaub muss ja sein.

A: Ihre Frau hat mir gesagt, Sie haben fast jeden Tag Pizza gegessen!

B: Pizza? Sicher, aber bloß nicht zu viel. Man muss sich auch gesund ernähren.

In diesem Kommunikationsbeispiel fallen gleich mehrere Dinge auf. Zum einen scheint die Gedächtnisstörung ausgeprägter zu sein als beim Beispiel 1. Statt einer klaren Antwort wird eine Informationshülse benutzt, die zwar Urlaub beinhaltet, aber keinerlei zusätzliche Information enthält. Und auch der Hinweis Pizza löst keinen Abruf von weiterer Information aus, sondern wird wiederum mit einer mehr oder weniger allgemeingültigen Aussage beantwortet. Auch wenn wir mit diesem Beispiel nichts Genaues über die Enkodierung wissen, so ist es zumindest wahrscheinlich, dass der Abruf gestört ist. Typischerweise tritt diese Art von Gedächtnisstörung mit Einschränkungen sowohl beim Erlernen als auch beim Abruf von neuer Information bei Menschen mit Alzheimer-Krankheit auf.

Ich bin doch nicht blöd!

Wie ich in den vorherigen Zeilen ausgeführt habe, gibt es also Menschen mit Gedächtnisstörungen, die mit weiteren Hinweisen etwas anfangen können. Andere wiederum können diese nicht nutzen, um Informationen abzurufen, möglicherweise weil diese bei fehlender Enkodierung gar nicht abgespeichert worden sind. Was bedeutet das für den Alltag? Menschen mit einer Abrufstörung werden Ihre Hinweise z. T. dankbar entgegennehmen. Ist jedoch nicht (nur) der Abruf gestört, sondern die Information gar nicht im Gedächtnis abgelegt, so hilft auch der liebevollste Hinweis nichts. Man kann schnell in eine Situation geraten, in welcher man einem nicht hilfreichen Hinweis einen weiteren nicht hilfreichen Hinweis folgen lässt. Und noch einen weiteren und noch einen, in der festen Überzeugung, dass man schon irgendwann den richtigen Hinweis finden werde und der Kommunikationspartner sich nun endlich erinnert. So vertieft in der Suche nach dem perfekten Hinweis könnte übersehen werden, dass bei dem Gesprächspartner, also dem Menschen mit Gedächtnisstörung, nur das Unverständnis und die Verärgerung steigt. Irgendwann gibt dann einer der beiden Gesprächspartner auf – entweder der Sender oder der Empfänger, der Mensch mit oder der Mensch ohne Gedächtnisstörung – und es kommt Missmut oder gar Frust und Aggressivität auf. Frust auf der einen Seite, dass sich der Mensch mit Gedächtnisstörung nicht genügend anstrengt oder Frust auf der anderen Seite, weil man wieder und wieder Hinweise bekommt für etwas, was im

Gedächtnis einfach nicht zu finden ist. Unabhängig davon, ob die Information nicht gespeichert wurde oder nicht abrufbar ist. Man bekommt schnell das Gefühl, für blöd gehalten zu werden oder dumm zu sein,

Vergesslichkeit ist nun mal nicht Vergesslichkeit und im Fall von Gespräch 2 sogar die falsche Bezeichnung. Ich kann nur etwas vergessen, was ich vorher gewusst habe, also erfolgreich enkodiert habe. Für den Alltag kann man sich eine einfache Regel merken:

Menschen mit Gedächtnisstörung möchten sich nicht wie in einer Quizsendung fühlen. Helfen Sie lieber mit klaren Informationen statt mit versteckten Hinweisen.

TIPP

Wenn Hinweise regelmäßig nicht funktionieren, verzichten Sie auf solche.

Das finde ich unmöglich von Ihnen!

Neben den Gedächtnis- und den Sprachstörungen sind Verhaltensveränderungen typische Symptome einer Demenzerkrankung. Dabei ist insbesondere unser Verhalten für eine erfolgreiche Kommunikation sehr wichtig. Stellen Sie sich vor, dass Sie ständig unterbrochen werden oder eine Kommunikation mit Ihnen z. B. im Supermarkt oder an der Bushaltestelle begonnen wird, die Sie gar nicht führen wollen. Die Steuerung unseres Verhaltens findet hauptsächlich im Stirnhirn – dem Frontallappen – statt. Genau deshalb ist bei der sogenannten behavioralen Variante der frontotemporalen Demenz das Verhalten der Erkrankten in einem frühen Stadium verändert.

Ganz automatisch, ohne Nachzudenken, analysieren wir Situationen mit anderen Menschen und verhalten uns adäquat, also der Situation angepasst.

Diese Regeln haben wir bereits in unserer Kindheit erlernt und sind tief verankert. Doch wenn eine Erkrankung genau diesen Bereich des Gehirns angreift, dann passieren Dinge, die Sie vorher vielleicht für unmöglich gehalten haben: es wird beim Gespräch in der Nase gepopelt, beim Essen mit vollem Mund gesprochen oder lautstark mit dem Pastor diskutiert – und zwar während der Predigt, während der Messe. Es kann von außen so wirken, als würde ein Mensch mit fronto-temporaler Demenz die Kontrolle verlieren. Medizinisch nennt man diese Verhaltensveränderung Enthemmung. Gehemmt sind in diesem Fall die Einschätzung der Situation sowie deren Beurteilung. Wichtig ist, dass Sie selbst in dieser Situation die Ruhe bewahren und die Verhaltensänderung nicht persönlich nehmen. Versuchen Sie das Thema ggf. zu wechseln und auf freudige Gemeinsamkeiten zu lenken.

Jeder Jeck ist anders

Das Kölsche Sprichwort aus der Überschrift ist wohl in ganz Deutschland bekannt. Es soll uns daran erinnern, dass wir nicht alle gleich sind und auch nicht alle Situationen gleich beurteilen. Auch wenn zwei Personen in derselben Situation sind, kann es sein, dass diese Situation von beiden unterschiedlich beurteilt wird. Manchmal klären sich diese Unterschiede bei Betrachtung derselben Situation durch einen Blick von außen. Nimmt man die Straßenkreuzung als Beispiel: bei einer Kreuzung mit Stoppschild muss in der Regel ein Fahrzeug anhalten, dass andere kann weiterfahren. Wenn man sich nicht an diese Vereinbarung namens Straßenverkehrsordnung hält oder ein Stoppschild anders bewertet als gemeinhin festgelegt, dann kann es zu einem Bußgeld oder schlimmsten Falls zu einem Unfall kommen. Die Bezeichnung „Bußgeld“ weist ja schon darauf hin, dass man seinen eigenen Fehler erkannt haben sollte. Genau hier unterscheidet sich die Situation mit Menschen mit Demenz. Die über Jahrzehnte eingeübten Regeln des Miteinanders gelten nicht mehr. Ein Mensch mit Demenz verhält sich für seine Wahrnehmung nicht falsch, sondern wir merken, dass das Verhalten des Menschen mit Demenz nicht der zivilisatorischen Vereinbarung entspricht.

Gar nicht selten erlebe ich in meiner Sprechstunde, dass mir Menschen mit Demenz liebevoll auf den Rücken schlagen. Eine Geste, die unter Sportkollegen oder Freunden ganz üblich ist, dem Arzt gegenüber jedoch eher ungewöhnlich. Dies ist ein Beispiel für milde Verhaltensveränderungen. In dieser Situation spreche ich den Menschen mit Demenz gar nicht erst auf seine unpassende Geste an. Ich drehe mich freundlich aus der Situation heraus und biete meine Hand zum Gruße an. Es wäre in dieser Situation unnötig und wenig erfolgsversprechend, den Menschen mit Demenz zu belehren oder gar sich zu beschweren. Dafür bräuchte es auf der Seite des Patienten die Einsicht, dass das Verhalten nicht angemessen war. Dieses fehlt jedoch wahrscheinlich. Im Gegenteil, mein Gegenüber wird sicherlich der Überzeugung gewesen sein, genau das Richtige gemacht zu haben. Ich würde durch meinen Hinweis oder meine Beschwerde nicht Buße – wie beim Bußgeld –, sondern nur Verärgerung erreichen. In jedem Fall sollte ich nicht erwarten, dass sich dadurch das Verhalten der Person verändert.

Dieses Beispiel kann auf viele weitere Situationen im Alltag übertragen werden, wenn es sich um leichtgradige Verhaltensveränderungen handelt. Wird ein Gruß nicht erwidert, wird die Hand zu lange gehalten, oder eine unpassende Ansprache gewählt: Die beste Reaktion ist zumeist, es hinzunehmen und nicht zu korrigieren. Beziehen Sie das Verhalten eines Menschen mit Demenz nicht auf Ihre Person. Eine Verhaltensveränderung ist ja gerade dadurch gekennzeichnet, dass sie der Situation nicht angemessen bzw. adäquat ist.

Ist Ihr Gesprächspartner ungewöhnlich ungeduldig oder verärgert, kann es auch daran liegen, dass Schmerzen bestehen oder ein Toilettengang notwendig ist, diese Bedürfnisse jedoch nicht mehr so konkret zugeordnet oder benannt werden können. Die Information über solche Verhaltensänderungen kann für das familiäre Miteinander oder für die zeitliche oder pflegerische Versorgung sehr wertvoll sein und damit einen Beitrag leisten, dass es Menschen mit Demenz gut geht. Eine Rückmeldung über neu aufgetretene Verhaltensveränderungen an die Familie oder Umgebung des Menschen mit Demenz ist von daher immer eine gute Entscheidung.

Das ist doch noch gut!

Gewichtung und Beurteilung der Vor- und Nachteile sind besonders gefragte Eigenschaften, wenn es um Entscheidungen geht. Wir treffen im Alltag ständig Entscheidungen, nach vorheriger Abwägung der Möglichkeiten. Als Angehöriger oder Freund eines Menschen mit Demenz können Sie einen offensichtlichen Missstand (abgelaufene Lebensmittel, falsche Lagerung von Medikamenten, Notwendigkeit der Körperpflege) ansprechen und erhalten die Rückmeldung, dass Sie völlig Unrecht haben bzw. der Mensch mit Demenz die Situation ganz anders einschätzt. Dies ist keine Geringschätzung Ihrer Mitteilung, ganz im Gegenteil. In nicht wenigen Fällen kommt es zu handfesten Streitigkeiten, wenn man auf seiner Position verharrt. Ein klares Zeichen dafür, dass dem Menschen mit Demenz Ihre Einschätzung wichtig ist. Aber die eigene Gewichtung, die eigene Einschätzung der Situation, ist nun mal durch die Erkrankung und durch die Hirnveränderungen eine gänzlich andere.

MERKE

Ein Mensch mit Demenz verliert die Fähigkeit, die Welt aus Ihren Augen zu sehen. Er ist darauf angewiesen, dass Sie seine Welt aus seinen Augen sehen!

Manchmal ist es sehr hilfreich, wenn Sie einfach die Entscheidung direkt fällen und nicht die Diskussion zur gemeinsamen Entscheidung suchen. Trauen Sie sich ruhig. Sie übergehen damit nicht den Menschen mit Demenz, allenfalls verhindern Sie dessen Überforderung.

Gefangen in der Dauerschleife

Eine Besonderheit von Menschen mit einer Schädigung des Stirnhirns sind die sogenannten Perseverationen, das Verweilen oder Verharren in einer Denk-, Sprech- oder Handlungsweise. In einem Gespräch mit einem Menschen mit solcher Symptomatik kann es passieren, dass Wortfolgen dauerhaft wiederholt werden. Es kann aber auch ein Gedankengang sein, von dem sich die Kommunikationspartner nicht lösen können oder auch ein Bewegungsablauf. Wichtig zu wissen ist, dass dieses „Hängenbleiben" zumeist auch für die Betroffenen unangenehm ist. Treten also Perseverationen im Rahmen eines Gespräches auf, so ist es durchaus angebracht, einen thematischen Schwenk zu versuchen und so diese zirkuläre Blockade zu lösen. Bei gehäuften Episoden von wiederholenden Bewegungsmuster sollte man gemeinsam mit dem Hausarzt oder der Krankengymnastik nach möglichen Wegen suchen, diese zu durchbrechen. Es kann aber auch andere Gründe für Perseverationen geben. So gibt es einige psychiatrische Erkrankungen, die klassischerweise Gedankenkreisen als Symptom aufweisen. Zum Beispiel können während einer depressiven Episode unter anderem Phasen der Grübelei mit immer wiederkehrenden gleichförmigen Themen auftreten. Sollten diese Symptome bei einem Menschen mit Demenz auftreten, so macht es Sinn, die Angehörigen zu informieren bzw. den Hausarzt zu kontaktieren.

Du schreibst und liest wie ein Grundschüler!

Dieses Buch widmet sich der Kommunikation und mein Kapitel legt den Schwerpunkt auf die verbale Kommunikation. Allerdings verändert sich nicht nur die gesprochene Sprache bei Menschen mit Demenz. Auch das Lesen und Schreiben ist bei diesen Erkrankungen häufig mitbetroffen. Ein klassisches Beispiel für Veränderungen in der Schriftsprache ist die medizinisch sogenannte Mikrographie bei Menschen mit Parkinson-Erkrankung. Typischerweise verändert sich bei Menschen mit einer Parkinson-Erkrankung die Schriftgröße während eines Satzes oder sogar innerhalb eines Wortes.

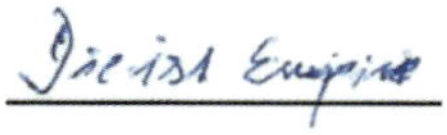

Beispielbild für eine milde Mikrographie: Von links nach rechts werden die Buchstaben insgesamt und innerhalb der einzelnen Wörter zunehmend kleiner.

Oberflächendyslexie

Dieses Wort beschreibt ein neurologisches Symptom, welches sich auf das Lesen von Schriftsprache bezieht. Die Besonderheit dieser Störung ist, dass sie nicht das Erkennen von Buchstaben oder Silben betrifft, sondern vielmehr unsere langjährig erlerne Fähigkeit, ein Wort als ganze Einheit wahrzunehmen. Diese Einschränkung führt dazu, dass ein Mensch mit einer Oberflächendyslexie Wörter wie HÜHNEREI oder SONNENSCHIRM nicht als ganzes Wort erkennt, sondern sich wie ein Grundschüler von Buchstabe zu Buchstabe hangeln muss: H – Ü – H – N – E – R – E – I. Eine Besonderheit des Lesens wird bei diesem Wort deutlich: am Ende des Wortes steht ein Laut, der mit mehreren Buchstaben geschrieben wird, ein sogenannter Digraph. Dies kann das Verständnis beim Lesen bei Menschen mit Oberflächendyslexie noch weiter erschweren. Im Deutschen gibt es gar nicht so wenige Digraphen. Hier sind ein paar Beispiele, fallen Ihnen noch mehr ein?

Beispiele für Digraphen

Bei manchen Kombinationen ändert die der Laut gänzlich, wie z. B. bei *ei*, *au*, *äu*, *eu*, oder auch bei *ae*, *oe*, *ue*, *sz*, wenn etwas ohne Umlaute geschrieben wurde.

Andere wiederum ähneln dem Laut eines Einzelbuchstaben und sind doch anders wie z. B. *aa*, *oo*, oder auch *ch*, *ph* und *ck*, *dt*.

Wenn man nun als Kommunikationspartner versteht, wie sehr die Schriftsprache durch Buchstabenkombinationen und -verbindungen geprägt ist, so wird auch deutlich, warum das Fehlen der Fähigkeit, ganze Worte als solche zu erkennen, im Alltag zu Schwierigkeiten führen kann. Das Wortverständnis der gesprochenen Sprache muss bei Menschen mit einer Oberflächendyslexie nicht zusätzlich eingeschränkt sein, allerdings gibt es auch Erkrankungen, bei denen beide Kommunikationsebenen betroffen sind.

Exkurs: Ein und derselbe Mensch kann den Morgen verzaubern und den Abend verderben

Erich Schützendorf

In dem Buch *Der Kleine Prinz* von Antoine de Saint-Exupéry spielt eine Blume eine besondere Rolle. Es ist eine Rose und sie macht es dem kleinen Prinzen nicht immer leicht. Ähnlich ergeht es vielen Angehörigen von Menschen mit Demenz. Wie die Rosen erfreuen die Menschen mit Demenz ihre Angehörigen mit ihren „Blüten“. Aber sie haben auch Dornen und mit denen können sie jederzeit Verletzungen zufügen. Viele Dornen, die anfangs unscheinbar sind, können manchmal innerhalb von Stunden und Tagen wachsen und dann sehr weh tun.

Langsamkeit

In *Der Kleine Prinz* heißt es, dass sich die Blume langsam anzog, „sie ordnete ihre Blütenblätter eins nach dem anderen“ und ihr „geheimnisvolles Sich-herausputzen“ hatte Tage und Tage gedauert[1]. Nehmen wir an, dass Mutter einen Arzttermin wahrnehmen muss und sie sich zurechtmachen soll.
„Welches Kleid möchtest du anziehen?“, fragt die Tochter.
Mutter wünscht sich das rote Kleid. Als sie es sieht, fällt ihr ein, dass sie auch ein grünes Kleid hat, das sie bevorzugen würde. Dann ist es das blaue Kleid, und zum Schluss verlangt sie nach einer Bluse und einem Rock.

1 Saint-Exupéry: Der Kleine Prinz. Karl Rauch Verlag: Düsseldorf, 1950 und 2010, S. 29.

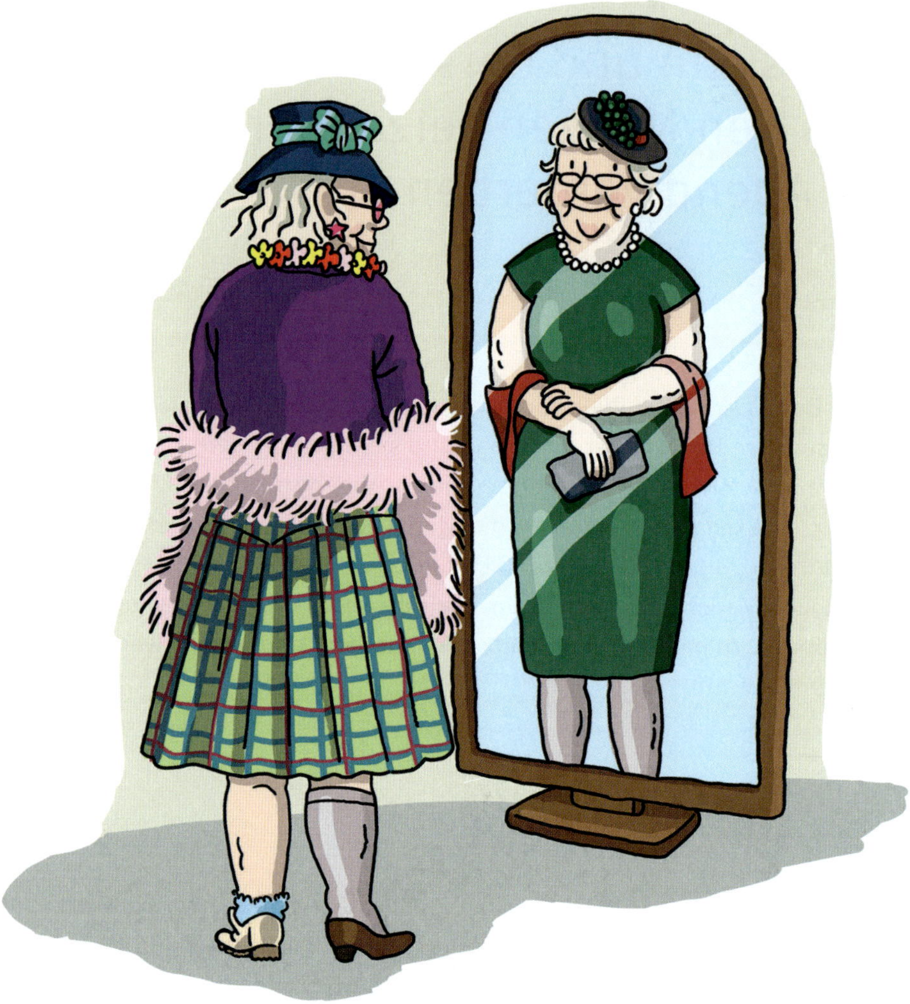

Der Arzttermin rückt näher und das Ankleiden der Mutter zieht sich immer mehr. Die Langsamkeit der Mutter wird für die Tochter zur Qual. Normalerweise genießt es die Tochter, mit der Mutter die Garderobe auszusuchen. Sie kennt ihre Mutter als eine modebewusste Frau und räumt, während die Mutter mit den Kleidungsstücken beschäftigt ist, das Zimmer auf. Das Ergebnis der Auswahl kann dann als eine wunderbare „Blüte" gesehen werden, an der sich beide erfreuen. Unter Zeitdruck fehlen der Tochter für dieses Spiel jedoch die Nerven, dann spürt sie die Dornen der Mutter. Die Langsamkeit der Mutter wird für die Tochter zur Qual. Man sollte also Zeitdruck möglichst vermeiden und in diesem Falle den Arzttermin nicht zu früh am Tag planen. Aber das ist manchmal leichter gesagt als getan.

Vorhersehbarkeit

Man weiß schon im Voraus, was der Mensch sagen wird und kann es bald nicht mehr hören.

Vater soll sich waschen.
„Komm, wir gehen ins Badezimmer", fordert ihn die Tochter auf.
„Hast du die Seife dort hingelegt, wo sie hingehört?", fragt der Vater.
Am ersten Morgen ist die Tochter gefasst: „Das ist doch klar, die Seife liegt genau dort, wo sie hingehört."
Am zweiten Tag reagiert die Tochter schon einsilbiger auf die vorwurfsvolle Frage: „Natürlich."
Als ihr am dritten Tag dieselbe Frage erneut gestellt wird, ist ihre Geduld am Ende: „Vater, ich weiß, was ich zu tun habe."

Natürlich ist der Tochter klar, dass ihre Reaktion unangemessen ist, aber sie konnte sich nicht zurückhalten. Als das Waschen beendet und sie zur Ruhe gekommen ist, schämt sie sich. Es geht ihr wie so vielen Angehörigen: Sie leiden an den Dornen, die immer heftiger stechen, dann ertragen sie das Leiden nicht mehr, verschaffen sich Luft und anschließend leiden sie, weil sie den Menschen leiden gelassen haben. In *Der kleine Prinz* heißt es: „*Sicher erriet der kleine Prinz, dass sie nicht übermäßig bescheiden war, aber sie war so rührend!*" Glücklicherweise bleibt auch bei der Tochter die Verärgerung über und die Liebe zum Vater in der Waage und so findet sie nach der Scham über ihr Verhalten schnell wieder ihr seelisches Gleichgewicht.

Zur Verfügung stehen

„Ich glaube, es ist Zeit für das Frühstück“, hatte sie [die Blume] wenig später hinzugefügt, „wären Sie so freundlich, an mich zu denken ...?“[2]

Obwohl die Menschen mit Demenz von ihren Angehörigen abhängig sind, geben sie vor, was die Angehörigen zu tun haben. Sie warten nicht ab. Sie rufen, sie weinen, sie klopfen, sie rülpsen, sie jammern, um ihre Wünsche erfüllt zu bekommen. Der Angehörige hat das Gefühl, ununterbrochen zur Verfügung stehen zu müssen. Dieses Gefühl brennt sich wie ein großer Dorn in das Seelenleben ein. Er geht im wahrsten Sinne des Wortes unter die Haut und erzeugt einen permanenten Schmerz. Zu diesem Dorn zählen nicht nur die berechtigten und unberechtigten Forderungen, sondern auch das ständige Herumlaufen in der Wohnung, das Ausräumen von Schubladen und Schränken, das Schmatzen mit der Zunge, das Drehen eines Glases auf dem Tisch oder das ständige Hinterherlaufen, wenn der Angehörige für sich sein will. Manchmal findet der Angehörige nicht mal Ruhe auf der Toilette. Mutter, Vater oder Partner stehen dann vor der verschlossenen Badezimmertür und klopfen gegen die Tür, während sich der Angehörige nichts dringlicher als eine Ruhepause wünscht.

TIPP

Niemand kann auf Dauer ständig für einen anderen Menschen zur Verfügung stehen. Deshalb sollte kein Angehöriger auf Eigenzeiten, in denen er nur für sich selber da ist, verzichten. Nutzen Sie Entlastungsmöglichkeiten wie Demenzcafé und Tagespflege.

2 Saint-Exupéry: Der Kleine Prinz. Karl Rauch Verlag: Düsseldorf, 1950 und 2010, S. 29.

Unerfüllbare Wünsche

„Tiger fürchte ich nicht, aber mit graut vor Zugluft. Hätten Sie vielleicht einen Wandschirm?“[3] Menschen mit Demenz äußern nicht erfüllbare Wünsche; sie wollen kochen, obwohl sie alles durcheinanderbringen, sie wollen keine Hilfe in Anspruch nehmen, weil sie glauben, alles alleine zu können, sie wollen einkaufen, obwohl sie den Weg nicht finden oder sie wollen nach Hause, obwohl sie sich in ihrer Wohnung befinden. *„Ihr graut vor Zugluft? ... das ist Pech für eine Pflanze“, hatte sich der kleine Prinz gesagt. Diese Blume ist ziemlich kompliziert ...“* [4]

Besonders kompliziert und schmerzhaft wird es, wenn die Menschen leiden, weil zum Beispiel ihre längst verstorbene Mutter nicht bei ihnen ist. Sie rufen nach ihrer Mutter, die ihnen die Geborgenheit geben könnte, die sie vermissen. Aber wie soll man Mutter herbeizaubern? Man kann sie bemuttern, aber das ist nur die zweitbeste Lösung. Selbst, wenn die Menschen ahnen, dass die eigene Mutter nicht mehr lebt, haben sie die Hoffnung, Mutter wiederzusehen, wenn sie ausdauernd nach ihr rufen oder sie suchen. „Meine Mutter ist tot“, sagt ein Mensch mit Demenz und fügt hinzu: „Aber vielleicht finde ich sie.“ Dann begibt er sich weiter auf die Suche und dem Angehörigen bleibt nichts anderes übrig, als ihn bei der Suche, die niemals Erfolg haben wird, zu begleiten, seine Gefühle zu teilen und ihn ein wenig abzulenken (für den Umgang mit solchen Problemen siehe auch Teil III, Kapitel 1, Kapitel 2 und Kapitel 3).

Undankbarkeit

Als die Blume ihre Sorge vor Tigern äußert, will der kleine Prinz sie beruhigen. *„Auf meinem Planeten gibt es keine Tiger.“*[5] Dann merkt er, dass diese Aussage nicht zur Beruhigung beiträgt und er fügt hinzu: *„und außerdem*

3 Saint-Exupéry: Der Kleine Prinz. Karl Rauch Verlag: Düsseldorf, 1950 und 2010, S. 30.
4 Saint-Exupéry: Der Kleine Prinz. Karl Rauch Verlag: Düsseldorf, 1950 und 2010, S. 30.
5 Saint-Exupéry: Der Kleine Prinz. Karl Rauch Verlag: Düsseldorf, 1950 und 2010, S. 30.

fressen Tiger kein Grünzeug." „Ich bin kein Grünzeug", hatte die Blume sanft geantwortet.[6] Auch der zweite Versuch, der Befindlichkeit der Blume gerecht werden zu wollen, scheitert. Der kleine Prinz bittet die Blume um Verzeihung.

Ähnlich ergeht es vielen Angehörigen. Die Mutter verschüttet Kaffee auf der Tischdecke und erregt sich: „Was hast du gemacht! So eine Sauerei!" Die Tochter nimmt die Schuld auf sich: „Entschuldige bitte, ich hätte nicht so viel Kaffee in die Tasse gießen sollen." Damit gibt sich die Mutter nicht zufrieden, sie tadelt die Tochter: „Pass auf, was du tust!" Egal, wie entgegenkommend sich der Angehörige verhält, er kann es dem Menschen nicht recht machen. Die Lieblingsspeise, für deren Zubereitung er sich viel Mühe gemacht hat, wird abgelehnt. Die Blume, mit der er dem Menschen eine Freude machen wollte, wird zerpflückt. Er nimmt sich Zeit, um mit dem Menschen Familienfotos zu betrachten und wird aufgefordert, den Raum zu verlassen. Er hält seine eigenen Bedürfnisse zurück und wird beschuldigt, sich zu wenig zu kümmern. Auch dieser Stachel bohrt sich tief in das Fleisch des Angehörigen.

„So hatte der kleine Prinz trotz seiner aufrichtigen Liebe rasch an ihr zu zweifeln begonnen und war sehr unglücklich geworden."[7]

Die Autoren wünschen Ihnen, liebe Leserinnen und Leser, dass Ihnen das Schicksal des kleinen Prinzen erspart bleibt und dass Sie durch die wunderbaren „Blüten" der Menschen mit Demenz für manchen Schmerz entschädigt werden.

Saint-Exupéry, Antoine de: *Der Kleine Prinz*, übers. Von Elisabeth Edl, Karl Rauch Verlag: Düsseldorf, 1950 und 2010.

6 Saint-Exupery: Der Kleine Prinz, 2010, S. 30.
7 Saint-Exupery: Der Kleine Prinz, 2010, S. 31.

Gefühle, Emotionen und Berührungen sind das Mittel der Wahl

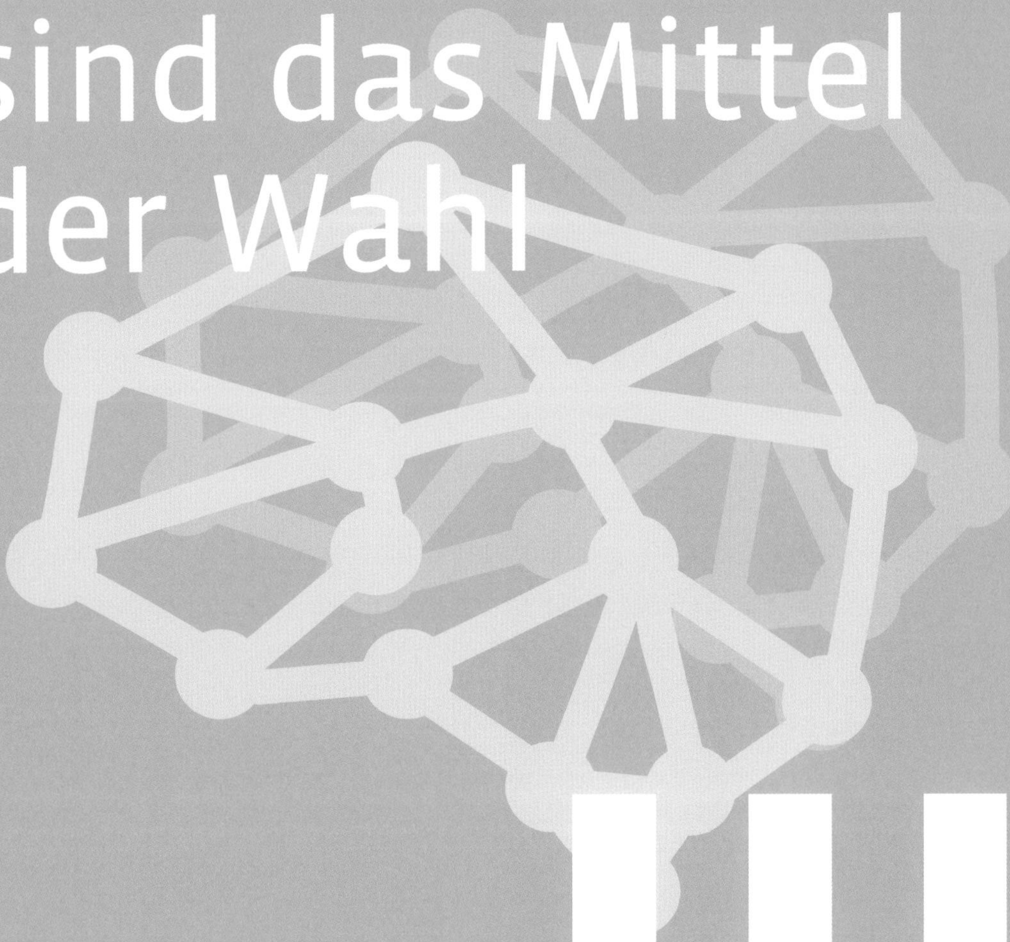

1 Validation und andere Schlüssel zum Herzen

Ein Gespräch mit Sophie Rosentreter

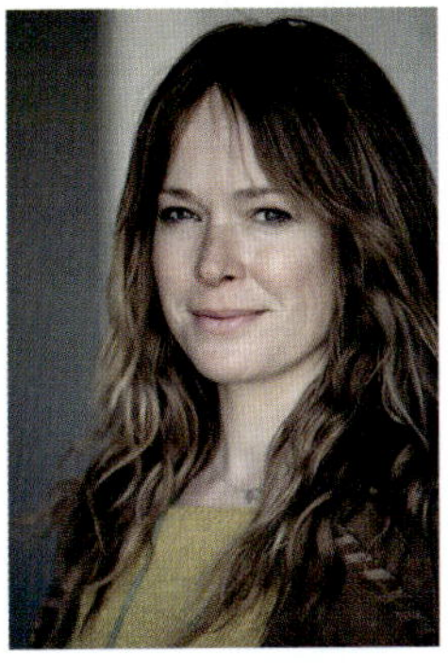

© Foto: Katrin Schöning

Sophie Rosentreter war MTV-Moderatorin und drehte Reportagen (z. B. für Stern-TV). Als ihre Großmutter Ilse die Diagnose Alzheimer gestellt bekam, übernahm sie gemeinsam mit ihrer Mutter die Pflege. Aus dieser Erfahrung heraus entstand ihre Reihe „Ilses weite Welt" mit Filmen, Fotokarten und Büchern zum Thema Demenz. Die Demenzbotschafterin Sophie Rosentreter hat es sich zur Lebensaufgabe gemacht, Demenz mit Leichtigkeit zu begegnen. Ihr Engagement wurde bereits mit vielen Preisen ausgezeichnet – so wurde sie z. B. zum „Freund der Pflege" beim Deutschen Pflegetag 2018 gekürt.

Frau Rosentreter, Sie haben in Ihrem Buch „Komm her, wo soll ich hin?" Ihre Erlebnisse mit Ihrer Oma Ilse beschrieben und setzen sich seitdem für einen liebevollen Umgang mit Menschen mit Demenz ein. Was ist Ihr zentrales Anliegen?

Ich möchte all denen, die Menschen mit Demenz und deren An- und Zugehörigen begleiten, gerne Ausschnitte aus der begrenzten Sichtweise einer ohnmächtigen und unaufgeklärten pflegenden Angehörigen schildern. Meine Hoffnung besteht darin, herausforderndem Verhalten von beiden, den Menschen mit Demenz und den Angehörigen, mit mehr Verständnis zu begegnen.

Sie müssen wissen, dass meine Mutter an der Pflege meiner Großmutter zerbrochen ist und 2 Jahre und 1 Tag nach dem Tod meiner Großmutter ebenfalls verstarb. Krebs, der viel zu spät erkannt wurde. Und bei mir fand man bösartigen Hautkrebs kurz nach dem Tod meiner Mutter. Was Trauer, Überforderung, Wut und Verzweiflung eben alles mit einem Körper machen kann! Deshalb ist ja Hilfe annehmen so wichtig – für alle Beteiligten! Das gilt auch für die Profis.

Ja, Menschen mit Demenz können sehr viel Energie absaugen. Was hat Ihnen bei der Begleitung Ihrer Oma Ilse geholfen?

Eine Kommunikationsform, die mir sehr geholfen hat und die ich näherbringen will, ist die „Validation“. Es ist diese Methode, die mich vor allem auch dank ihrer Schöpferin Naomi Feil tief und nachhaltig verändert und bereichert hat. Für mich eine von vielen Brücken, die direkt in die Seele führen und das „Herz-Leben“ (die innere Gefühlswelt) sichtbar machen. Ein Ventil für gefangene Emotionen, die an die Oberfläche gespült werden wollen, damit sie endlich stranden können und Ruhe finden.

Haben Sie Naomi Feil persönlich kennengelernt?

Als ich zum ersten Mal von der Validation und ihrer Gründerin Naomi Feil erfuhr, war ich auf Anhieb bewegt, begeistert und ungemein neugierig. Ich musste die Frau unbedingt live sehen. So viele aus der Demenz-Szene schwärmten von ihren mitreißenden Vorträgen und Schulungen. Und Naomi Feil war bereits im fortgeschrittenen Alter. Immer noch voller Tatendrang, aber es war absehbar, dass diese Touren rund um den Globus bald aufhören würden.

2014 habe ich sie dann in Berlin erlebt. Hunderte von Menschen waren gekommen, um ihr für Stunden an den Lippen zu hängen. Wunderbar, wie diese Frau seit Jahrzehnten für ihr Thema brennt und dabei alle entfacht, weil sie mit dem Herzen Funken versprüht wie eine Goldregen-Silvester-Rakete. Ich war extra früh zum Veranstaltungsort gekommen, um einen guten Platz weit vorne zu ergattern. Früher stand ich für die großen Rockbands an, heute stehe ich für Demenzexperten an. Verrückt und gut so! Ich liebe diesen Wandel meines Lebens!

Gegen Mitte der Veranstaltung fragte sie ins Publikum, wer denn Lust hätte, sie kurz auf der Bühne zu unterstützen. Und schon war meine Hand ganz weit oben. Kurze Zeit später stand ich vor ihr. Ich mit meinen 180 cm Länge und diese weise, weißhaarige Dame, zwei Köpfe kleiner – und trotzdem schaute ich gefühlt zu ihr hoch.

Dann machte sie zwei ganz einfache Dinge, die mich tief berührten. Zum einen fing sie an, mich mit ihren Händen an den Wangen zu streicheln. Der Ort, an dem eine Mutter ihr Kind so oft streichelt. Mit jeder Zelle erinnert sich der Körper (und die Seele) daran, wie es als Kind war, mit diesem Gefühl der Geborgenheit, des Urvertrauens erfüllt zu sein. Das war der erste Schlüssel zu meinen Herzen. Dann fing sie an, ein Lied zu singen, ein Schlaflied, das auch mir sehr bekannt aus meiner Kindheit war. Es dauerte keine zwei Minuten und ich konnte nicht anders, als vor Hunderten von Menschen – und dieser Herzensdame – Tränen zu weinen. Mit diesem zweiten Schlüssel der Musik (und Biografiearbeit) standen alle Türen zu meinem Herzen, zu mir, zu meiner Gefühlswelt weit, weit offen! Natürlich schwangen der Tod und das Vermissen meiner Mutter und Großmutter ganz klar mit, aber eben auch ihre Liebe.

Schmerz und Freude können nebeneinander existieren! Es tat gut, beides zuzulassen. Ich fühlte mich leichter, auch wenn es kurz schwerer war. Ich fühlte mich gesehen und war wohl „validiert".

Das ist beeindruckend. Wer ist diese Herzensdame, Naomi Feil?

Naomi Feil wuchs in einem Pflegeheim auf. Alte Menschen waren in ihrer Kindheit ihre Freunde, ihr Alltag. Als junge Erwachsene kehrte sie dann als Sozialarbeiterin in das Heim zurück und versuchte unterschiedlichste Methoden, um mit demenziell Veränderten zu kommunizieren.

Beispiel: Eine alte Dame sagte jammernd: „Ich möchte sterben."
Zuerst versuchte es Naomi Feil mit Zustimmung: „Ich bin heute Morgen aufgewacht und wollte auch sterben (leidend) – und dann habe ich mir eine Tasse Tee gemacht und schon ging es mir besser. (Aufmunternd) Sie wird ihnen bestimmt auch guttun!"

Die Tasse Tee reichte sie der alten Dame in der Hoffnung, dass sie sie so ablenken könne. Die Dame trank den Tee, schluckte damit ihre Gefühle und wurde still. Ihren Schmerz darüber, dass sie ihre Tochter so früh verloren hatte, ist sie nicht losgeworden und dieser kam immer wieder hoch.

Dann versuchte sie es umgekehrt – erst abmildernd dann ablenkend. „Wissen Sie, sterben ist gar nicht so schlimm! Wir kommen dann in den Himmel und zum Licht. Sie brauchen also keine Angst zu haben! – Aber schauen Sie mal, die Sonne scheint. Es ist so schön draußen und nachher machen wir einen wunderbaren Spaziergang. Das ist doch gut, oder?". Mit anderen Worten: sie versuchte ihr ein anderes Gefühl einzureden. Und wie sie sich vorstellen können, funktionierte das überhaupt nicht!

Dann hat Naomi Feil angefangen, wirklich zuzuhören, und auf die Gefühle zu achten. Wir alle machen ganz unterschiedliche Lebenserfahrungen, aber wir alle teilen die gleichen Gefühle – von Angst bis Lust. Und das Erkennen, Zulassen und manchmal auch Aushalten dieser Gefühle, stellt die Basis eines wertschätzenden Miteinanders da. Der Soziologe Richard Sennett fasste es einst so zusammen: „Im Grunde genommen beginnt die ganze feinfühlige, die Menschenwürde achtende Auseinandersetzung mit dem anderen damit, dass wir ihm einen fundamentalen Respekt entgegenbringen."[1] Das geht nur, wenn wir wirklich verstehen – und gelingt somit nur durch richtiges Zuhören. Der Medienwissenschaftler Bernhard Pörksen sagte in einem Interview beim Deutschlandfunk: „Zuhören ist der Sehnsuchtsort par excellence. Es gibt fast nichts Beglückenderes als gehört zu werden."[2]

Auch wenn ein Mensch mit Demenz nicht mehr über das Werkzeug der Sprache verfügt, um sich mitzuteilen, so kann man ihm/ihr doch auf unterschiedlichste Art und Weise zu verstehen geben, dass man zuhört, versteht, da ist. Grundvoraussetzung dafür ist allerdings die Empathie!

---

1 Sennett: Respekt im Zeitalter der Ungleichheit, Berlin, 2002.

2 Philosophie der Kommunikation „Zuhören ist der Sehnsuchtsort par excellence". Online: https://www.deutschlandfunkkultur.de/philosophie-der-kommunikation-zuhoeren-ist-der.2162.de.html?dram:article_id=391788 [abgerufen am 25.6.2020].

Also muss man den Menschen zuhören, mit ihnen fühlen und empathisch sein. Kann man diese Tugenden, die so wichtig sind, lernen?

„You feel with them, not just for them“ macht Naomi Feil deutlich und stellt so den Unterschied zwischen Empathie und Sympathie da. „Du fühlst mit ihnen, nicht für sie“

Mitleid empfinden ohne das Leid zum eigenen zu machen, hineinspüren, um sich dann wieder abzugrenzen und loszulassen ... das ist die hohe Kunst der Gunst (Duden: wohlwollende, freundlich entgegenkommende Haltung, Geneigtheit). Naomi Feil fordert vor jeder Begegnung mit demenziell veränderten Menschen, sich kurz Zeit zum Zentrieren zu nehmen. Nur dann sei eine gelingende Begegnung durch Validation möglich. Jeden Tag das gleiche Geschrei wahrzunehmen und auszuhalten ist schwer. Um validierend reagieren zu können, muss man die eigenen Gefühle loslassen, sich selbst in den Hintergrund stellen. Erst dann ist auch das Zentrieren möglich und die Empathie kann walten. Das geht aus ihrer Sicht nur, wenn wir uns vorher völlig entleeren.

Ich stelle es mir schwer vor, im Alltag die eigenen Gefühle auszuschalten. Wie kann sich ein gestresster Angehöriger zentrieren?

Zum Zentrieren visualisieren Sie bitte folgendes: Beim Einatmen nehmen Sie all ihre Gefühle zusammen und beim Ausatmen lassen Sie alle Gefühle los, atmen Sie sie aus Ihrem Körper. Beim nächsten Einatmen nehmen Sie alle die Gefühle des Gegenübers auf und beim Ausatmen verinnerlichen Sie diese.

Wenn wir dann also zentriert und ganz verbunden mit dem Gegenüber sind, empfiehlt Naomi Feil folgendes Vorgehen: Wiederholen sie das Gesagte (den Inhalt) in der gleichen Tonlage, gleichem Tempo, aber als Frage formuliert.

„Ich will sterben“ wird also zu „Sie wollen nicht mehr leben? Sie wollen sterben?“ Dadurch fühlt sich das Gegenüber verstanden, es entsteht Vertrauen.

Man greift also das Gefühl des Menschen auf, ohne es zu bewerten oder korrigieren zu wollen?

Ja, dann folgt der zweite Schritt. Nutzen Sie die Polarität – im Guten wie im Schlechten. Gehen Sie in die Extreme. „Was ist denn das Schlimme am Leben?“ oder „Warum ist der Tod besser als das Leben?“ Geben Sie Raum für all das, was dann kommen mag. „Crying is Healing“ (dt. Weinen bedeutet Heilung). Wenn ein Körper, eine Seele nicht mehr weinen kann, sind alle Emotionen zugeschüttet. Lassen Sie das Weinen also zu und nehmen Sie es ernst, fühlen Sie mit und spiegeln Sie den Schmerz. Vielleicht können Sie sogar mitweinen.

Wenn dann die letzte Träne getrocknet ist, kann man versuchen, abzulenken zu einem anderen Gedanken, Thema oder (Lebens-)Gefühl. Oder indem man andere schöne Erinnerungen weckt, mit Musik, Gerüchen oder Bildern.

Erst sehen, dann spiegeln, zulassen, vertiefen und gemeinsam aushalten – und dann erst ablenken!

Angehörige greifen auch schon mal nach einer wohlgemeinten Notlüge, um die Menschen zu trösten oder abzulenken. Was halten Sie davon?

Ein ganz wichtiger Punkt, der noch immer stark in mir nachhallt: Naomi Feil hält gar nichts von der therapeutischen Lüge.

Beispiel: Demenziell veränderte Dame wimmert: „Meiner Mutter ... Mutter! Wo bist du?“ Eine therapeutische Lüge wäre hier: „Ihre Mutter ist auf dem Weg und kommt bald. Setzen sie sich doch hier hin, das dauert nicht mehr lang“. Dann ist die Betroffene vielleicht kurz beruhigt, setzt sich hin und fängt dann das Warten an. Ähnlich wie bei diesen dämlichen Bushaltestellen in Pflegeheimen, an der nie ein Bus anhält.

Richtig wäre es aber, zu spiegeln – die Bewegung, die Tonalität – und den Inhalt als Frage zu wiederholen. Beispiel: „Sie suchen Ihre Mutter? Sie wollen sie unbedingt sehen?“ Nachdem Sie Vertrauen aufgebaut haben, fragen Sie weiter: „Was ist denn mit Ihrer Mutter? Was ist passiert? Ist Ihre Mutter krank?“
„Ja sehr …“ (weinend)
„Möchten Sie ihr etwas sagen?“
„Ja, Mami ich liebe dich!“

Mit großer Wahrscheinlichkeit ist es dann so, dass dieselbe Person kurze Zeit später nach ihrer Mutter gefragt, nach oben gen Himmel zeigt und sagt: „Sie ist schon lange beim lieben Gott.“ Wie sagt Naomi Feil so schön: „You don’t argue you don’t lie – you listen with empathy!“ (dt. „Streite nicht, lüge nicht – höre mit Empathie zu!“)

Das klingt überzeugend, aber ist das für Angehörige immer zu schaffen?

Das fällt Angehörigen oft sehr schwer. Zurecht. Wir haben meist keine Ahnung, sind blind für Möglichkeiten, Ressourcen und wissen nicht, wie wir einen Moment so gestalten können, dass er für beide Seiten bereichernd ist. Wir sehen nur das, was nicht mehr geht. Wir erleben den „langen Abschied“ und sehen es nicht als eine Veränderung.

Weder unter Experten noch unter Angehörigen besteht einhellige Meinung zu der Frage, ob man mit der Wahrheit spielen darf, wenn Notlügen dazu beitragen, den weinenden, besorgten, erregten Menschen zu beruhigen. Naomi Feil lehnt jede therapeutische Lüge ab. Svenja Sachweh, die sich wissenschaftlich mit der Frage beschäftigt hat, kommt zu dem Schluss: „Für die Verwendung von Notlügen spricht, dass sie, wenn sie gut gemacht sind und an die Biografie der Menschen mit Demenz anknüpfen, trösten und beruhigen können. Wenn eine Notlüge auf der Logik und der Lebenserfahrung eines Betroffenen aufbaut, kann sie für ihn sogar viel glaubhafter oder überzeugender sein als die (für ihn oft

---

schmerzliche, unbegreifliche) Wahrheit." (siehe Teil I, Kapitel 3)
Der Sohn der Geschichtenerzählerin ist der Meinung: „Lügen sind gut, wenn sie nutzen." Seine Frau widersprach an dieser Stelle des Gesprächs vehement.

Für die Entscheidung, wohlgemeint zu lügen oder auf Notlügen zu verzichten, bleibt wohl jeder für sich verantwortlich. Es ist eine Frage des Anstandes. Was ist erlaubt, was ist vertretbar und wie vergewissert man sich der Vertretbarkeit.

Die Methode der Validation kann Angehörige unterstützen. Das sehe ich auch so. Dennoch geraten Angehörigen trotz allen Bemühungen auch an Ihre Grenzen. Kann das Pflegeheim eine Alternative sein?

Das erste Mal, als ich ein Pflegeheim von innen erlebt habe, war an dem Tag, als meine Omi eingezogen ist. Auf einmal wurde ich mit Gerüchen, Geräuschen und Verhaltensweisen von meist sehr alten Menschen konfrontiert, welche ich nie zuvor gesehen hatte, ja, sogar für möglich gehalten hatte. Demenz hatte zwar seit sieben Jahren unsere Familie in Beschlag genommen und meine Großmutter (und uns alle) stark verändert, aber Omi war eben noch Omi. Die Bewohner im Heim hatten fast alle eine fortgeschrittene Demenz – und jetzt traf mich die Vielfalt der Symptome mit einer Wucht, die mich fast umhaute.

Damit Sie verstehen, wie es sich für unaufgeklärte Angehörige anfühlen kann: Ich hatte manchmal das Gefühl im Gruselkabinett oder Zombieland zu sein. Und ich bin aus Angst, Ekel und Unsicherheit nicht einmal eine Minute für einen anderen Bewohner stehengeblieben und habe Zeit oder etwas Mitgefühl geschenkt. Das bedaure ich sehr. Ich wusste es auch nicht besser. Deshalb habe ich eine große Bitte an alle Pflegekräfte: Bitte nehmen Sie uns an die Hand! Sehen Sie uns nicht gleich als weitere Belastung, sehen Sie uns als mögliche Verbündete und Unterstützer. Investieren Sie etwas Zeit – Sie bekommen von den meisten Angehörigen dann auch sehr viel zurück!

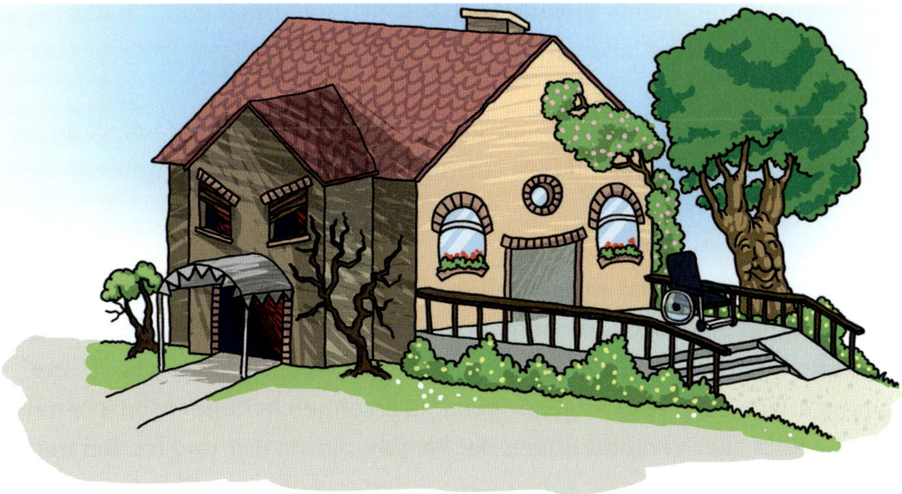

Hätte mich das damalige Team des Pflegeheims an die Hand genommen, wäre ich vielleicht jetzt noch dort ehrenamtlich tätig. So war ich nur eine weitere meckernde, nervige und belastende Angehörige.

Erklären Sie, wie so ein Heim strukturell aufgebaut ist. Machen Sie die unterschiedlichen Akteure sichtbar und schildern Sie Ihren Alltag. Warum haben Sie Ihren Beruf gewählt haben und was macht ihn aus? Von Hauswirtschaft, Betreuung, Pflege, Therapie bis hin zur PDL – geben Sie der Pflege ein Gesicht und reichen Sie eine Hand.

Und erklären Sie, was die Demenz mit sich bringt, aber immer lösungsorientiert. Wenn zum Beispiel der Sohn zum Vater wird, dann wäre es hilfreich zu erfahren, dass es für Menschen mit Demenz ganz normal ist, Personen zu verwechseln. Dann kann ich mich als Angehöriger darauf einstellen und muss der Person nicht erklären, dass sie sich vertan hat. Ich könnte Rollen loslassen und zu einer neuen Beziehungsform finden. Wenn mir gesagt wird, dass das ganz normal ist, was da passiert, nehme ich das nicht mehr persönlich und der Schmerz wird gar nicht erst so groß. Viele Tränen müssen so gar nicht geweint werden und Schuldgefühle nicht noch größer werden.

Erzählen Sie mir von der Validation. Erklären Sie mir die Wichtigkeit der Ergotheraphie. Geben sie mir die Macht der Musik an die Hand. Zeigen Sie den Zauber der Poesie. Erlauben Sie mir, mit dem Betroffenen zu schweigen und helfen Sie mir, meine Erwartungen loszulassen, mich mehr in das Gefühl des Momentes fallenzulassen.

So kommen pflegende Angehörige sicher öfter zu Ihnen ins Haus, verlieren die Angst, erkennen dankend Ihre Leistung an und können Sie unterstützen, wenn Sie es wollen.

Frau Rosentreter, Sie haben Menschen mit Demenz, denen Sie im Pflegeheim begegnet sind, als „Zombies" bezeichnet und fanden den Gedanken schrecklich, Ihre Großmutter bei diesen Menschen zurückzulassen. Diese Haltung erlebe ich oft bei Angehörigen. Sie erkennen in ihrem Menschen mit Demenz trotz aller Veränderungen die Person, die sie war und ist. Bei fremden Menschen mit Demenz sehen sie nur den erkennbaren Abbau und nicht die Person, die hinter der Fassade steckt.
Wie haben Sie die Veränderungen bei Ihrer Großmutter erlebt?

Mit zunehmender Demenz meiner Großmutter habe ich mich immer mehr vor ihr, und ihrem Verhalten gefürchtet. Omi wohnte im zweiten Stock und wir im Parterre eines Mehrfamilienhauses in Hamburg. Täglich haben wir uns mehrmals gesehen. Entweder aßen wir bei ihr Mittag, mangelten bei uns die Wäsche oder gingen gemeinsam einkaufen.

In ihrer Demenz hatte Omi nun ständig das Bedürfnis mit und bei uns zu sein. Das bedeutete, dass sie nun nicht nur zwei oder dreimal am Tag bei uns klingelte, sondern bis zu 20, ja 30 Mal und auch gerne mitten in der Nacht. Meistens stand sie mit einem Gesichtsausdruck vor der Tür, der angsteinflößend war. Ich fing an, mich vor meiner geliebten Omi zu fürchten. Mich vor ihr zu verstecken. Mit Anfang 30!

„Wieso macht ihr mir nicht auf?" polterte es dann wütend aus ihr raus und nichts erinnerte an meine lustige, eloquente, elegante Omi Ilse. Ab und zu versuchten wir zu beschwichtigen „Ach, Ilse, jetzt sind wir doch da … alles gut", und immer mehr sind wir in die Abwehrhaltung gegangen. Wir fühlten uns angegriffen, falsch beschuldigt und wehrten uns mit Gegenangriff. „Wir haben ja auch unseren Alltag und nicht immer Zeit für dich! Wir sind oft genug für dich da, das kannst du uns nicht zum Vorwurf machen!" Beide Herangehensweisen laut Naomi Feil völlig falsch!

Wie würden Sie heute reagieren?

Hätte ich von der Validation gewusst, hätte ich erst meine Gefühle losgelassen, in meine Oma hinein gespürt, sie mit Gestik und Mimik gespiegelt und in ihrem Tonfall gefragt: „Du fragst dich, warum keiner da ist?" und weiter hätte ich probiert: „Wolltest du bei uns sein? Hast du dich alleine gefühlt?" Dann hätte sie wahrscheinlich schnell eingelenkt und wäre vom Schimpfen ins Jammern gekommen. Ich hätte ihr Verständnis schenken können. „Das ist sicher nicht einfach für dich", und wir wären zusammen traurig gewesen, bis sie sich wieder in Sicherheit gefühlt hätte.

Ein anderes Beispiel: Meine Großmutter Ilse bekam mit zunehmender Demenz große Angst, in unseren hellen Keller zu gehen, um beispielsweise den Müll runterzubringen. Ihre konkrete Vorstellung: „Da kann ich doch vergewaltigt werden!"

Wir haben das als Familie oft eher als belustigend empfunden. Eine 80-jährige Frau wäre wohl eher kein Opfer für eine Vergewaltigung, so unsere eingeschränkte Denkweise. Deshalb sagten wir ihr „Ilse, das wird nicht passieren. Keine Angst!" oder auch „Omi, denk doch mal nach, wer sollte dich denn vergewaltigen wollen?"

Wie so oft, versuchten wir sie in unsere Realität, Normalität, Wahrheit zu holen. Wieder haben wir verkannt, dass sie in ihrer Welt durchaus berechtigt diese schlimmen Gedanken hegte und unsere Wahrnehmung ja auch subjektiv war!

Zum einen fühlte sich Omi wahrscheinlich nicht wie 80 Jahre alt. Menschen mit Demenz begeben sich oft in das Alter zwischen 5–30 Jahren zurück. Man könnte sagen, sie „verrücken" durch ihr Leben hindurch. Mal sind sie Kinder, mal Jugendliche, mal Erwachsene.

Zum anderen hat sie die Kriegszeit miterlebt, mit ihren Kindern in Luftschutzbunkern oft kauernd Nächte verbracht. Es kann also sehr gut sein, dass es Erlebnisse aus der Zeit gibt, die sie uns nie anvertraut hat und die jetzt wieder nach oben kamen. Laut Naomi Feil hat jede Handlung einen Grund. Hinter jeder Handlung steckt ein Lebensthema.

Es tut mir heute noch sehr leid um den Schmerz, um die Angst und Unsicherheit, die sie verstärkt durch unsere Reaktion empfunden hat. Unsere Unwissenheit hat die Situation für alle Beteiligten um ein Vielfaches verschlechtert.

Aus heutiger Perspektive würde ich ihre Angst verstehen und noch wichtiger – zulassen! Dann würde ich ihr durch die Validation die Möglichkeit geben, das Gefühl, diese Erinnerungen rauszulassen. Das verarbeiten, was sie für lange Zeit vergraben hatte. Wir hätten gemeinsam mit ihr den Müll runtergebracht oder ihr diesen Weg ganz erspart.

Dieses Wissen hätte uns mit Sicherheit nicht alle Schmerzen genommen, die die jahrelange Pflege meiner Omi gekostet hat. Aber wir hätten so immer wieder Wege ausprobiert, uns wiedergefunden, mehr Leichtigkeit integriert und mehr gemeinsam schöne Momente erlebt. Es wäre uns besser gelungen, uns mit dem Herzen zu sehen und wieder Nähe entstehen zu lassen. Ohne Wissen ist Nähe schwer zu gestalten.

Das kann ich gut nachvollziehen. Angehörige von Menschen mit Demenz haben mir oft gesagt, dass sie mit dem nachträglich gelernten Wissen über Demenz vieles anders gemacht hätten. Sie bedauern ihr früheres Verhalten. Ich denke jedoch, dass man nicht wirklich viel falsch gemacht hat, wenn man den Menschen liebhatte und es gut mit ihm meinte. Können Sie sich selbst eigentlich vorstellen, wie sich Demenz anfühlt?

Als Betroffene ist das Erleben einer Demenz von der Umwelt, den Umständen und den begleitenden Personen des Alltags abhängig. Alles, was die Sinne berührt berührt, spielt mit hinein in unser jetziges Lebensgefühl. Von den Schildern auf dem Flur, dem Lied im Radio, über das Kleid der Tochter, den Geschmack des Kuchens bis zum Geruch der Wäsche. Alles kann ungefiltert die Seele des Menschen mit Demenz berühren, versunkene

Erlebnisse ins Jetzt spülen.Ich stelle mir vor, dass man sich immer mehr im Meer der Gefühle und der Erinnerungen wiederfindet, sich manchmal sogar verliert. Von einer Welle zur nächsten schaukelt. Manchmal tauchen Ungeheuer (Erinnerungen) in der Tiefe auf und man weiß sich nicht zu retten. Man treibt umher und wir, die begleiten, sind die Inseln. Wir können sehr fruchtbar sein, Leben, Zuversicht, Trost und ein Zuhause schenken. Wir können aber auch karg sein. Abweisend. Klinisch. Kühl. Beängstigend.

Die meisten Menschen fürchten sich vor einem derartigen Gefühlsleben.

In Pflegeheimen fällt mir auf, dass andere, auch demente Bewohner abweichendes Verhalten verächtlich kommentieren. Der Demenzexperte Tom Kitwood meinte vor Jahren schon dazu: „Menschen mit Demenz sind oft einer Diskriminierung älterer Menschen in ihrer schärfsten Form ausgesetzt [...]“[3], was er auf Ängste seitens der Nichtbetroffenen zurückführt, die oftmals unbewusst sind. Dazu gehört zum einen die Angst, gebrechlich und abhängig zu werden, zum anderen die Furcht vor geistiger Instabilität und Verwirrtheit. Das kann ich nachvollziehen. Aber ist der Geist denn alles? Und welcher Geist überhaupt?

Demenz heißt übersetzt „abnehmender Geist“ oder „weg vom Geist“. Im Wörterbuch gibt es jedoch zwei Bedeutungen für Geist, die kognitiven Fähigkeiten und die spirituellen (engl. „mind“ oder „spirit“). Ja, die kognitiven Fähigkeiten nehmen definitiv ab – das Gedächtnis, das Denken, das Orientieren und das Sprechen fällt zunehmend schwerer – bis zum Versiegen der Sprache. Auch die Persönlichkeit kann sich in einer Demenz stark verändern (manchmal auch von jetzt auf gleich) und Alltagskompetenzen lassen am Ende ganz nach.

Die Ratio tritt in den Hintergrund, aber die Gefühle bleiben und unsere Emotionen gelangen immer mehr an die Oberfläche, getriggert durch Impulse von außen. Wir offenbaren unsere Gefühlswelt immer mehr. Wir werden zu einem offenen Buch. Für mich müsste Demenz also die Bedeutung haben wie „hin zum Gefühl“.

3 Kitwood/Müller-Hergl: Demenz. Der person-zentrierte Ansatz im Umgang mit verwirrten Menschen, München 2008, S. 23.

Wir sind aber eine Gesellschaft, in der der Verstand fast alles zu sein scheint. Fortschritt ist unser Motor – höher, schneller, weiter die Devise. Das Ich, das Ego immer fest im Sattel treiben wir uns mit dem Verstand selber an.

Wenn der Verstand nicht mehr im Vordergrund steht, dann bedarf es eines Gegenentwurfes zu unseren „vernünftigen" Kommunikationsstrategien. Worauf kommt es dabei an?

Um mit Menschen mit Demenz zu kommunizieren, müssen wir innehalten, beobachten, dabei ehrlich in uns hineinspüren, loslassen und so wertfrei wie möglich, an die Gefühlswelt des Gegenübers herantreten und mitfühlen. Wir versuchen einen Kontakt aufzubauen.

Von einem Menschen mit Demenz „gesehen" zu werden, hat einen Zauber in sich. Wir „Gesunde" nehmen je nach Gegenüber eine Rolle ein – Tochter, Mutter, Referentin, Freundin – das können Menschen mit Demenz mit zunehmender Behinderung nicht mehr. Gefühle hinter Mauern zu verstecken wird unmöglich, wir werden zu einem offenen Buch und jeder kann anhand unserer Gestik, Mimik in unserer Gefühlswelt lesen. Ein Lächeln zu tragen, obwohl man es nicht meint, ist nicht mehr möglich.

Und das ist auch das, was ich bei Menschen mit Demenz so wertschätze, denn diese „Echtheit" erlebe ich sonst nur bei Kindern – wildfremde Menschen, die sich umarmen, weil das einfach richtig guttut.

Wie oft komme ich in stationäre Einrichtungen und gehe am Ende des Tages mit einer Handvoll Umarmungen, Zärtlichkeiten und Berührungen von fremden Menschen nach Hause. Geschenke, die man mit keinem Geld der Welt kaufen kann.

Das, was mich früher im Pflegeheim meiner Großmutter so abgeschreckt hat, wenn ich fremden Menschen begegnete, die sich so erschreckend anders und teilweise auch abstoßend verhielten – das nehme ich heute als Schwelle zum Inneren wahr und es gelingt mir meistens spielerisch, hinter diese Mauer zu schauen und Schönheit zu entdecken.

Demnach hat das Leben mit Demenz eine eigene, ja, besondere Qualität?
Tom Kitwood stellt klar, dass fünf psychische Bedürfnisse erfüllt sein müssen, damit sich eine demenziell veränderte Person als ganzheitliche Person empfindet und Lebensqualität erfährt. Alle Bedürfnisse gehen vom zentralen Grundbedürfnis der Liebe aus und überschneiden sich: Bindung, Trost, Identität, Einbeziehung und Beschäftigung. Es geht also nicht um eine perfekte technische Abwicklung der Pflege oder die richtige Einstufung einer Phase der Demenz, sondern es geht darum, den Menschen hinter der Diagnose zu erspüren und seine Bedürfnisse wahrzunehmen, seine Fähigkeiten zu stärken, Ressourcen zu erhalten und vor allem: ihm/ihr Liebe zu schenken, sie wirklich mit dem Herzen zu sehen.

Haben Sie abschließend einen einfachen Rat für die Leser dieses Buches?

Sie [Erich Schützendorf *Anm. der Red.] sind ja auch einer meiner großen Lehrmeister. Sie fordern die Leser in diesem Buch auf, zu flirten. Wie wunderbar! Flirten Sie, ohne weitere Absichten und egal welchen Alters, welchem Geschlechts. Die Leichtigkeit des Momentes, wenn zwei Seelen miteinander flirten, bezeichnet er das als „Feenstaub" und dieser genüge sich selbst!

Welch Magie in dieser Aufforderung liegt! Und ja, ich flirte, was das Zeug hält mit demenziell veränderten, mir wildfremden Menschen und fühle mich oft vom Feenstaub verzaubert und leicht! Herzensgeschenke, die mein Leben eine Tiefe geben, die ich nicht mehr missen möchte.

Danke Erich Schützendorf für Ihre wundervolle, so bereichernde Sichtweise, Ihr Handeln – und danke Ihnen liebe Leser, für Ihre Zeit und für Ihr Interesse an diesem Thema. Ich bin mir sicher: wir als Gesellschaft können ein Stück weit an der Demenz gesunden! Lassen Sie uns mehr Feenstaub verteilen, mehr (Mit-)Gefühl walten lassen. Weg vom „ich" – hin zum „wir"!

Der Hirnforscher Manfred Spitzer fragte mich mal, ob ich wüsste, was alles Schmerzen auslöst. Ich zeigte auf meinen Nacken und sagte, ja, Bandscheibenvorfälle zum Beispiel!". „Richtig, dann gehen im Schmerzzentrum die Lampen an." Er erklärte mir dann: „Bei drei weiteren Faktoren fängt das Schmerzzentrum an zu glühen. Einmal bei dem Gefühl Fehler zu machen –

das ist messbar als Schmerz. Dann bei dem Gefühl unfair behandelt zu werden – auch messbar als Schmerz. Und: Einsamkeit!“ Einsamkeit tut also weh!

Und die beste Medizin sind wir, die wir stehen bleiben, ein Lächeln teilen, Tränen mitweinen und Liebe schenken. Danke dafür!

Das Gespräch führte Erich Schützendorf.

2 Integrative Validation nach Richard®

Ulrike Weigel

Die Integrative Validation nach Richard® (IVA) ist eine praktikable Methode, die wertschätzende Beziehungen zu Menschen mit Demenz aufbaut und im Pflege- und familiären Alltag eingesetzt werden kann. Nicole Richard entwickelte diese Methode 1993 in Deutschland. Die IVA blickt somit auf lange Jahre beziehungsgestaltender Erfahrungen in der praktischen Anwendung zurück.

INFORMATIONEN

Nicole Richard (1957–2014)

Dipl.-Pädagogin, Dipl.-Psychogerontologin. Sie gründete das Institut für Integrative Validation. www.integrative-validation.de

Im Mittelpunkt der IVA steht die Identität des Menschen mit Demenz. Wir nehmen ihn so an, wie er sich selbst als Person erlebt und bestätigen und stärken ihn in seiner Identität. Auch wenn seine Erkrankung und ihre Folgen nicht geleugnet werden, stellen wir damit seine Stärken und Ressourcen in den Mittelpunkt der Begegnung. Als unveränderliche Ressourcen, die auch in der Erkrankung nicht verloren gehen, betrachten wir die Antriebe und Lebensthemen des Menschen sowie seine Gefühle. Diese Ressourcen sind nicht „richtig“ oder „falsch“ und werden nicht an unserer Wirklichkeit orientiert beurteilt. Sie machen den Menschen in seinem Person-Sein aus. Mit diesen Ressourcen können wir arbeiten.

Dies geschieht auf der Grundlage einer sicheren emotionalen Bindung. Durch unsere verlässlich wertschätzende und unbedingte Zuwendung und durch die Akzeptanz seiner Person erfährt der Mensch mit Demenz Zugehörigkeit und emotionale Sicherheit.[1]

Die Methode der IVA kann erlernt werden und stellt ein hilfreiches Handwerkszeug in der täglichen Begleitung dar. Zugleich bietet sie eine Möglichkeit, einen anderen Zugang zu den Betroffenen zu finden, sich sicherer im Umgang zu fühlen und gelassener auch mit schwierigen Situationen umgehen zu können.

Die IVA zeigt Wege auf, wie man einen Menschen mit Demenz, der sich auf der gegenüberliegenden Seite eines Flusses befindet, erreichen kann. Denn der Weg zu ihm führt über einen schwer begehbaren Steg und er selbst kann uns nicht entgegenkommen.

1 Institut für Integrative Validation: Integrative Validation nach Richard. Menschen mit Demenz wertschätzend begegnen. 2. Aufl., Bollendorf, 2016, S. 65.

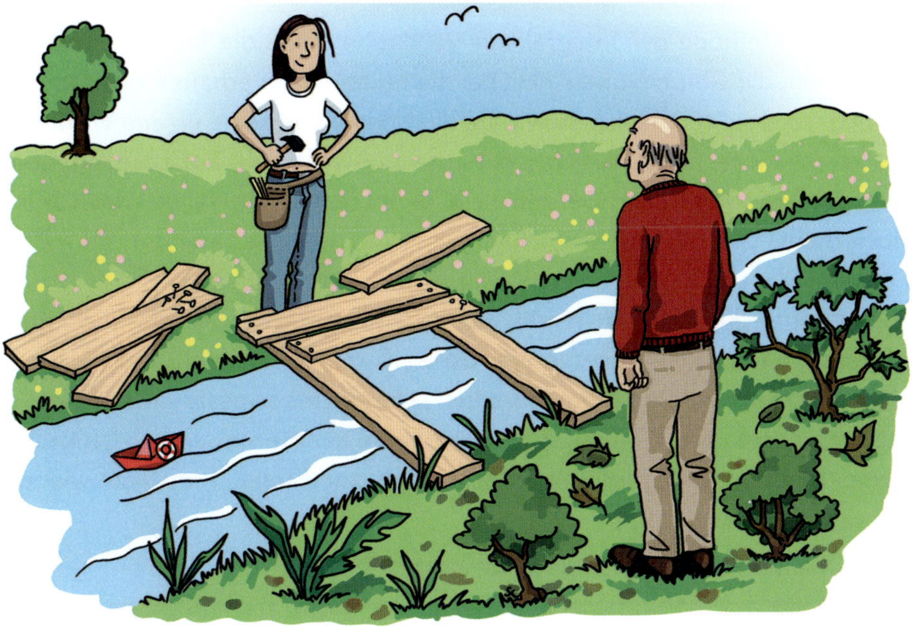

Die IVA ist eine Interaktions- und Kommunikationsmethode, mit der man über Sprache und Interaktion in Beziehung zu einem Menschen mit Demenz tritt. Wenn der Betroffene unsere Worte nicht mehr versteht, spielen Mimik, Gestik, Körpersprache und Stimmlage eine immer größere Rolle.

Beispiele aus dem Alltag

BEISPIEL

Am späten Nachmittag wird der Ehemann sehr unruhig und aufgeregt und sagt, dass er nun endlich nach Hause muss. Die Ehefrau versucht, ihn davon zu überzeugen, dass sie beide schon seit über 20 Jahren hier gemeinsam wohnen. Leider gelingt es ihr damit nicht, den Mann zurückzuhalten.

Nach der Methode der Integrativen Validation sollte die Ehefrau zunächst versuchen, die Gefühle und Antriebe, die hinter dem Verhalten des Mannes stehen, zu erspüren. Nehmen wir an, dass der Mann seine eigene Wohnung als fremd erlebt. Er kennt sich nicht aus und will in sein Zuhause, an einen Ort, der ihm vertraut ist. Der Hinweis, er sei bereits zu Hause, verwirrt ihn noch mehr.

Was könnte die Ehefrau gemäß der IVA sagen? „Das macht dich ganz unruhig. Du bist richtig aufgeregt. Da weiß man nicht mehr, was los ist." Die Ehefrau kennt ihren Mann als einen sehr pflichtbewussten Menschen, er legt immer sehr viel Wert auf Pünktlichkeit. So könnte sie sagen: „Du kennst deine Pflichten. Du bist immer pünktlich zur Stelle. Pünktlich wie ein Schweizer Uhrwerk."

BEISPIEL

Der Mann sucht verzweifelt seine Geldbörse mit 50 Mark. Die liegt immer im Schubfach im Stubenschrank und nun ist sie weg. Verärgert bemerkt er, dass sie bestimmt gestohlen wurde. Die Ehefrau weist den Mann darauf hin, dass er nicht so ein Theater machen soll und die Geldbörse sicher nur wieder verlegt habe. Daraufhin wird er noch wütender.

Nehmen wir an, dass im Leben des Mannes immer alles an seinem Platz sein musste. Er ist ein sehr ordnungsliebender Mensch. Seine Ordnung gerät nun durcheinander, das macht ihn wütend. Wie würde die Ehefrau in dieser Situation gemäß der IVA reagieren? Die Ehefrau akzeptiert seine Wirklichkeitssicht auf das Geschehen und sagt: „Das ärgert dich sehr. Da kann man schon mal wütend werden. Man kann nicht mehr jedem trauen. Bei dir muss alles an seinem Platz sein. Du legst viel Wert auf Ordnung. Ordnung ist das halbe Leben."

IVA setzt eine akzeptierende Haltung zum Anderssein der Menschen voraus. Das Festhalten an unserer Sicht auf die Dinge führt zu keinem Erfolg. Es zählt die Erlebenswelt und Wirklichkeitssicht der Menschen mit Demenz.

Die innere Erlebenswelt

Der Mensch mit Demenz lebt oft in seiner eigenen Welt. Das bestimmt sein Verhalten und Erleben. Diese innere Erlebenswelt besitzt für ihn Gültigkeit. In der beschriebenen ersten Situation will der Mann nach Hause, obwohl er mit seiner Frau schon viele Jahre in diesem Haus lebt. Menschen mit Demenz geht die Orientierung in der Gegenwart verloren. Was immer mehr zählt, ist die Vergangenheit und das damit situativ verbundene Erleben. Die Menschen suchen einen Ort der Sicherheit und Geborgenheit, einen Ort, der ihnen vertraut ist.

In den nachfolgend beschriebenen Situationen nehmen Angehörige Menschen mit Demenz in ihrem Rückzug in die Vergangenheit wahr.

- Eine Tochter erzählt: „Meine Mutter war immer liebevoll, fürsorglich und zuverlässig für uns Kinder da. Häufig passiert es, dass sie heute loswill, da die Kinder ‚nun bald nach Hause kämen'. Dabei bin ich gerade zu Besuch bei ihr."
- Eine Frau berichtet: „Mein Mann ist morgens meist auf der Suche nach seiner Aktentasche und will zur Arbeit. Er war immer ein sehr korrekter, verantwortungsvoller und pflichtbewusster Lehrer. Es kommt auch vor, dass er unruhig wird, weil er noch ‚Klassenarbeiten korrigieren müsse'."

MERKE

Es kommt darauf an, dem Menschen in seiner für ihn aktuell realen Erlebenswelt zu begegnen und dabei Ver-

---

knüpfungen zu seiner Lebensgeschichte zu finden. Das ist nicht immer leicht, weil ihm der rote Lebensfaden verloren geht und er Zeiten, Orte, Situationen und Personen durcheinanderbringt. Wir akzeptieren das Geschehen, bestätigen (validieren) damit verbundene geäußerte Gefühle und den inneren Motor der Menschen, aus dem die Handlungen hervorgehen. Und wir können bedeutsame Lebensthemen ansprechen und damit verlorengegangene Mosaiksteine des Lebens wieder zusammensetzen.

Aus der Sicht der Integrativen Validation stellen sich die beschriebenen Situationen so dar:

Die Mutter ist in ihrer eigenen Wahrnehmung gerade Mutter von kleinen Kindern und sorgt sich um sie. Sie durchlebt die Gefühle und Antriebe wie vor 40 oder 50 Jahren und handelt entsprechend. Die Tochter erkennt sie nicht. In ihrem Erleben ist die Tochter im Moment das kleine Mädchen mit Zöpfen. Was könnte die Tochter validierend sagen?

- „Dir läuft die Zeit weg. Das ist zum Verzweifeln. Du machst dir große Sorgen. Du bist immer da. Hast ein großes Herz. Eine Mutter bleibt man ein Leben lang."

Der Mann kehrt in seinem Erleben zurück in seine Berufswelt. Sein damit verbundener innerer Motor sagt ihm, dass er jetzt in die Schule muss oder er noch wichtige Aufgaben zu erledigen hat. Wie könnte die Ehefrau ihn in seinem Tun bestätigen?

- „Da hast du keine Ruhe mehr. Auf dich kann man sich immer verlassen. Da ruft die Pflicht. Du hast deine Schüler im Blick. Die Klassenarbeiten korrigierst du immer korrekt."

Die IVA ist eine ressourcenorientierte Methode. Gefühle, Handlungsantriebe und individuelle Lebensthemen beschreiben die Identität eines Menschen und bleiben erhalten. Diese Ressourcen im Sinne innerer Kräfte werden in der IVA bestätigt und validiert.

Die Bedeutung der Gefühle

Menschen mit Demenz äußern sich zu ihren Gefühlen und das spontan und pur. Sie haben nicht mehr die Möglichkeit, sich uns auf der kognitiven Ebene zu erklären. Sie drücken ihre Befindlichkeit über ihre Gefühle aus und orientieren sich daran. Das ist eine wichtige verbliebene Ressource für Menschen mit Demenz. In den genannten vier Beispielen erspüren wir diese Gefühle:

- bei dem Ehemann, der nach Hause will:
  - Unruhe
  - Aufregung
  - Verzweiflung
- bei dem Mann, der seine Geldbörse sucht:
  - Ärger
  - Wut
  - Misstrauen
  - Ratlosigkeit
- bei der Mutter, die ihre Kinder erwartet:
  - Sorge
  - Liebe
  - Verzweiflung
  - Angst
  - Not
- und bei dem Lehrer, der zur Arbeit will:
  - Unruhe

Wenn wir die wahrgenommenen Gefühle des Menschen bestätigen und validieren, finden wir Zugang in sein Erleben. Schwierige Gefühle können ausfließen. Er fühlt sich von uns verstanden und getröstet.

Die Antriebe als innerer Motor

Neben den Gefühlen sind auch die auf dem Lebensweg erlernten Normen und Werte eines Menschen mit Demenz eine wertvolle Ressource. Sie sind Teil seiner Identität und Triebfeder seines Handelns. Wir sprechen hier von den Antrieben. In den beschriebenen Situationen zeigen sich die Antriebe als Ausdruck der individuellen Persönlichkeiten:

- bei dem Ehemann, der nach Hause will:
  - Pflichtbewusstsein
  - Pünktlichkeit
- bei dem Mann, der seine Geldbörse sucht:
  - Ordnungssinn
  - Korrektheit
- bei der Mutter, die ihre Kinder erwartet:
  - Fürsorge
  - Zuverlässigkeit
- und bei dem Lehrer, der zur Arbeit will:
  - Verantwortungsbewusstsein
  - Zuverlässigkeit
  - Pflichtbewusstsein
  - Korrektheit

Das Lebensthema

Im Verlauf der Demenz geht den Menschen zunehmend das Wissen über sich selbst verloren. Ihre Identität wird „brüchig“. Wir können die Menschen unterstützen, wenn wir die Lebensthemen, den Beruf, ein Hobby oder auch die Familie ansprechen. Wir geben den Betroffenen Erfahrungen ihres Lebens wieder. Wir stärken sie in ihrer Identität. Beim Ansprechen des Lebensthemas binden wir wiederum die Handlungsantriebe ein und arbeiten mit Schlüsselwörtern. Dies trifft auf den Lehrer zu, der zur Arbeit will. In dieser Situation hat die Ehefrau das Lebensthema ihres Mannes aufgegriffen. Wir finden die Schlüsselwörter:

- Schüler
- Klassenarbeiten

Die vier Schritte der Integrativen Validation

Die IVA erfolgt methodisch in vier Schritten:

Schritt 1 – Wahrnehmen

Sie können die Gefühle und Antriebe wahrnehmen, erspüren. Menschen mit Demenz äußern diese meist sehr deutlich.

Schritt 2 – Persönliches Echo

Validieren Sie die Gefühle und Antriebe individuell: In kurzen und direkten Sätzen können Sie die Gefühle und Antriebe annehmen und bestätigen. Geben Sie ein behutsames persönliches Echo:

- „Das macht dich ganz unruhig. Du bist richtig aufgeregt. Da weiß man nicht mehr, was los ist. Du kennst deine Pflichten. Du bist immer pünktlich zur Stelle."
- „Das ärgert dich sehr. Da kann man schon mal wütend werden. Man kann nicht mehr jedem trauen. Bei dir muss alles an seinem Platz sein. Du legst viel Wert auf Ordnung."
- „Dir läuft die Zeit weg. Das ist zum Verzweifeln. Du machst dir große Sorgen. Du bist immer da. Hast ein großes Herz."
- „Da hast du keine Ruhe mehr. Auf dich kann man sich immer verlassen."

Schritt 3 – Allgemeines Echo

Die Gefühle und Antriebe können Sie allgemein validieren, z. B. mit Sprichwörtern, Volksweisheiten, Liedern. Geben Sie ein allgemeines Echo:

- „Pünktlich wie ein Schweizer Uhrwerk."
- „Ordnung ist das halbe Leben."
- „Eine Mutter bleibt man ein Leben lang."
- „Da ruft die Pflicht."

Schritt 4 – Biografisches Echo

Die Kommunikation wird auf einer breiteren Ebene fortgesetzt, indem Lebensthemen, z. B. Beruf oder Hobby, angesprochen werden: „Du hast deine Schüler im Blick. Die Klassenarbeiten korrigierst du immer korrekt."

Das wichtigste Ziel der IVA ist der Aufbau von Vertrauen auf der Basis von Wertschätzung. Wir akzeptieren den Menschen als individuelle Persönlichkeit. Menschen mit Demenz fühlen sich dabei verstanden, erleben in der menschlichen Beziehung Nähe und eine sichere emotionale Bindung. Wir können Rettungsanker sein, in der für den Menschen so schwierig gewordenen Gegenwart und wir holen ihn in seiner Erlebenswelt ab. So macht die IVA manchen zunächst unüberwindbaren Steg über den breiten Fluss begehbar.

3 Wie schmecken Blumen?

Petra Endres

Es ist Sonntagnachmittag im Juli. Frau Trutsch sucht ihre an Demenz erkrankte Schwiegermutter. Im Haus und im Garten, überall war sie und hat nach ihr gerufen. Womöglich ist sie erneut durch das Gartentor davongelaufen. Ihre Gedanken drehen sich im Kreis: „Ich hätte besser aufpassen müssen, was, wenn Michael nach Hause kommt und seine Mutter ist immer noch nicht aufgetaucht?“ „Oh Gott, was, wenn sie überfahren wird?“

Frau Trutsch macht sich Vorwürfe und agiert fahrig und nervös. Sie rennt die Straße hinauf Richtung Einkaufszentrum – nichts. Sie dreht um, geht in die andere Richtung, fragt Nachbarn, ob sie die Schwiegermutter gesehen haben – nichts. Hinter ihrem Haus geht die alte Landstraße durch die grünen Wiesen zum Nachbarort. „Ist sie vielleicht in diese Richtung gegangen?“, fragt sie sich. Sie schwingt sich kurzerhand auf ihr Fahrrad und erreicht kurze Zeit später den kleinen Nachbarort.

Schon von weitem sieht sie die Schwiegermutter mit einem riesigen Feldblumenstrauß in der Hand. Sie steht in einem fremden Garten und rupft gerade weitere Blumen aus dem Beet. Sie erreicht die Schwiegermutter zum selben Zeitpunkt wie die Vorgartenbesitzerin, die wütend auf die verwirrt um sich schauende Schwiegermutter einschimpft. Frau Trutsch springt vom Fahrrad und ruft: „Erna! Lass das, was machst du denn da schon wieder!“ Sie wendet sich keuchend an die Vorgartenbesitzerin: „Entschuldigen Sie bitte, aber sie ist einfach ein wenig wirr im Kopf.“ Frau Trutsch packt die Schwiegermutter am Arm und sagt: „Erna, entschuldige dich jetzt, das macht man doch nicht!“ Erna schaut von einer zur andern, dann steckt sie die Nase in den Blumenstrauß.“ Frau Trusch nimmt sie an der Hand und zieht sie mit sich. Die Vorgartenbesitzerin schaut ihnen verärgert hinterher.

„Was hast du gemacht?“, fragt Frau Trutsch.
„Nichts? Ich ...“, antwortete die Schwiegermutter ratlos.
„Immer dasselbe, du sollst nicht wegrennen!“, schimpft Frau Trutsch.
„Ich bin nicht weggerannt!“, protestiert die Schwiegermutter vehement.

Dialoge dieser Art dürften jedem, der mit Menschen mit Demenz in Kontakt steht, in irgendeiner Art und Weise bekannt sein. Sicher, die Schwiegertochter hat faktisch recht. Denn die Schwiegermutter ist weggegangen, ohne Bescheid zu geben, sie hat Blumen aus einem fremden Garten gepflückt. Doch erreicht sie ihre Schwiegermutter mit ihren Vorwürfen? Findet eine Begegnung, ein Austausch der Erfahrungswelt in diesem Moment statt? Nein!

Die Schwiegermutter kann gar nicht auf die Vorwürfe von Frau Trutsch reagieren. Denn an das, was sich vor kurzem ereignet hat, kann sie sich nicht mehr erinnern. Bei jeder Kommunikation mit ihr kann es also nur darum gehen, auf den Moment zu reagieren und aus dem Moment heraus zu kommunizieren. Nur so lässt sich ein Dialog herstellen, an dem die Schwiegermutter teilnehmen kann.

Helfen kann hier ein assoziativer Dialog, der so ablaufen könnte:
„Erna.“
Frau Trutsch steigt vom Fahrrad und nimmt den Blumenstrauß wahr.
„Was für wunderschöne Blumen hast du da auf dem Arm!“
Erna lächelt und steckt ihre Nase in den Strauß.
Frau Trutsch entschuldigt sich bei der erbosten Vorgartenbesitzerin und fragt Erna: „Wollen wir hier entlang zurückgehen?“
Auf dem Rückweg sieht Erna ihre Schwiegertochter an und sagte: „Ich bin irgendwie ganz ver-rückt ... ich kann mich nicht erinnern!“
„Ja, das ist so ... aber der Strauß ist wirklich schön!“
(Schweigen)
„Ich liebe Blumen!“

TIPP

Verlassen Sie ohne Bedenken die Faktenwelt und geben Sie der Fantasie und den Sinnen eine Chance. Warum sollen Blumen nicht nach Sehnsucht riechen oder wie Frühling schmecken?

Der assoziative Dialog

Der assoziative Dialog entstand während meiner Arbeit mit Biografiegruppen mit hochbetagten und pflegebedürftigen Menschen im Pflegeheim. Ohne mein Wissen befanden sich in dieser Gruppe auch Menschen mit Demenz, und ich wunderte mich zu Beginn über deren Verhalten. Das Verstummen, die leicht roten Wangen und die großen Augen, wenn auf die gestellte Frage, wie z. B. „Wo sind Sie geboren?“, keine Antwort kam, hat mich sehr verwundert. In dieser Form der Biografiearbeit gab es bei jedem Treffen am Ende die Möglichkeit, die Lebensphase auch rein assoziativ zu beschreiben. Plötzlich begannen die Teilnehmer mit Demenz zu sprechen. Mir wurde klar, dass man mit dem Einsatz von Assoziationen ein Gespräch in Gang setzen konnte, an dem sich Menschen mit Demenz leichter beteiligen konnten als bei anderen Gesprächsformen. Das Gesagte wird nicht mehr als „richtig“ oder „falsch“ gewertet, sondern es wird zugelassen und akzeptiert, dass Menschen mit Demenz ihre Gedanken auf eine Art und Weise verknüpfen, auf die wir uns als Angehörige und Betreuende erstmal einlassen müssen.

Wer sich auf Menschen mit Demenz einlässt, entdeckt sehr schnell ihre Fähigkeiten: Sie sind mitteilsam, feinfühlig, sie nehmen alles aufmerksam wahr, was gerade um sie herum geschieht, sie orientieren sich im Moment und verknüpfen Vergangenes unter Umständen mit der Gegenwart; sie sind empfindsam für Stimmungen und leben ihre Emotionen aus; sie sind authentisch und dadurch auch direkt und klar. Sie haben ein emotionales Gedächtnis wie wir alle.

Im assoziativen Dialog werden genau diese Fähigkeiten genutzt, indem bei einem Gespräch die Aussage des Menschen mit Demenz akzeptiert und nicht hinterfragt oder korrigiert wird. Dann wird diese Aussage mit eigenen Assoziationen verknüpft, um das Gespräch fortzusetzen.

Ein Gefängnis mit russischen Gittern

Nehmen wir folgendes Beispiel. Den ganzen Morgen geht Herr X mit dem Rollator in der Wohngemeinschaft im Kreis, er poltert gegen die Tür, will raus, will nach Hause. Ich frage ihn, ob er mit mir in den Garten möchte, er nickt, geht vorneweg und im Garten zielstrebig zum Gartentor, rüttelt daran und bemerkt, dass auch diese Tür verschlossen ist. Mit Wut stößt er mit dem Rollator gegen dieses Tor und sagt: „Hier ist es wie in einem Gefängnis, ich komme nirgends raus!“
„Das Leben im Gefängnis ist Ihnen vertraut?
„Ja!“
„Ein Gefängnis mit Gittern?“
„Ja, in Russland!“
„Russland ... Ist es hier anders als in Russland?“
„Ja, natürlich!“
„Anders als damals?“
„Ja, damals, damals waren meine Freunde dabei und ... und heute ... bin ich hier alleine.“
„Das macht es schwieriger?“
„Ja.“

In diesem Dialog wurden folgende Schritte eingehalten:

1. Ich sage JA zur Realität des Gegenübers. Ich stelle es nicht in Frage.
2. Ich sage, was ich sehe und was ich höre. Was bleibt bei mir hängen? In diesem Fall war es das Wort Gefängnis. Das greife ich auf.
3. Ich biete meine Assoziation an: Was denke ich, wenn ich das Wort Gefängnis höre, just in diesem Moment?

Wie fühlt sich ledig sein an?

Frau Maler betritt mit ihrer Tochter das Zimmer und bleibt vor dem Foto, auf dem ein Mann zu sehen ist, stehen.

„Wer ist das?“ fragt sie.
„Das ist Heinz, dein Mann!“
„Mein Mann!“ antwortet diese abwehrend. „Das wüsste ich aber, wenn ich verheiratet wäre ...!
„Du bist nicht verheiratet, verstehe ich das richtig?“
„Mhm.“
„Dann bist du ledig?“
„Ja.“ (lächelt)
„Wie fühlt es sich an, ledig zu sein?“
„Ha, wäre schon schön, wenn es einen gäbe ...“ (lacht)

Die Tochter ist bei sich geblieben. Sie hat die Mutter nicht korrigiert, aber auch nicht bestätigt, das käme ja einer Lüge gleich. Durch die Reaktion der Tochter konnte die Mutter ihre Erlebniswelt preisgeben und sich mitteilen.

Mutti schmeckt nach Bratensoße

Eine einschneidende Veränderung bei Menschen mit Demenz betrifft die Wahrnehmung der Gegenwart. Ereignisse, die weit in der Vergangenheit zurückliegen, werden plötzlich so präsent, dass sie zur Momentrealität werden. Sprich, der Mensch mit Demenz weiß nicht, dass diese Ereignisse in der Vergangenheit liegen und schon passiert und abgeschlossen sind. Die Vergangenheit wird zur Gegenwart.

Im Alltag spielen die verschiedenen Zeitebenen eine große Rolle, auch wenn einem das vielleicht nicht immer bewusst ist. Wenn Sie sich mit jemandem unterhalten, achten Sie bitte einmal darauf, auf welche Zeit sich der Inhalt der Unterhaltung bezieht. Nehmen wir an, Sie treffen eine Nachbarin, Sie fragen, wie es geht, was diese so gemacht hat oder was sie noch tun wird. Sie beziehen sich also in diesem recht einfachen Gespräch auf mehrere Zeitabschnitte: Vergangenheit, Gegenwart und Zukunft. Machen Sie sich klar, wie komplex allein dieser Austausch schon ist und wie viele Anforderungen man hier erfüllen muss, um dem Gespräch folgen zu können.

Hier sieht man am deutlichsten, dass wir so, wie wir zu sprechen gewohnt sind, nicht mehr problemlos mit Menschen mit Demenz sprechen können. Denn Menschen mit Demenz können sich nicht mehr verlässlich auf das, was in der Vergangenheit liegt, beziehen. Sie müssten sich erstmal selbst in der Zeit verorten, um über ihre Zukunft und ihre Gegenwart sprechen zu können. Dadurch erschwert sich die Kommunikation grundlegend.

In dem Beispiel mit Erna und Schwiegertochter könnte die Schwiegermutter auch sagen: „Ich will zur Mutti und ihr die Blumen bringen!“ Jetzt steht die Welt von Frau Trutsch Kopf. Denn die Mutter der Schwiegermutter ist schon lange tot. Die folgenden Beispiel sind allesamt Reaktionen, die Sie nicht sehr viel weiterbringen werden:

- „Nein, Erna, Mutti ist doch schon lange tot, was redest du!“ (realitäts- und faktennah!)
- „Nein, Erna! Wir gehen jetzt erstmal heim!“ (genervt, oder mitleidig)
- „Och, Erna, nicht das auch noch!“ (herablassend)

Wie soll man in so einer Situation reagieren und wie kann man kommunizieren? Die Schwiegermutter benötigt ein sprachliches Angebot, welches aus dem Moment entsteht. Wo findet sich das Angebot? In Ihnen selbst. Überlegen Sie, was verbinden Sie mit dem Wort „Mutti“, welche Assoziationen bzw. Verknüpfungen haben Sie zu diesem Wort? Vielleicht denken Sie bei dem Wort „Mutti“ an deren Kochkünste oder dem Duft ihres Lieblingsessens aus Kindertagen. Dann könnten Sie auf die Aussage „Ich will zu Mutti und ihr die Blumen bringen!“ reagieren: „Ah, wenn ich ‚Mutti‘ höre, dann denke ich immer an Braten mit Soße!“ Statt sich hier auf den „Fehler“ oder das Nichtwissen des Menschen mit Demenz zu konzentrieren, bietet eine Assoziation die Möglichkeit, das Gespräch unbeschwert fortzuführen, ohne den Menschen mit Demenz zu verbessern oder vor den Kopf zu stoßen.

Fakten mit Stimmungen verknüpfen

Ein Sohn besucht seinen Vater regelmäßig. Bei einem Besuch spielt sich folgende Sequenz ab:

Vater: „Du kommst mich nie besuchen!"
Sohn verdreht die Augen und murmelt vor sich hin, nicht schon wieder! „Doch Vater ich komme IMMER Montag, Mittwoch und Freitag!"
Vater: „Nein. Du warst schon so lange nicht mehr da!"

Hier treffen zwei Wirklichkeiten aufeinander. Beiden haben ihre Berechtigung. Der Sohn hält sich an die Fakten, der Vater orientiert sich an seinem Gefühl (er vermisst den Sohn und möchte ihn öfter sehen) oder an seinen Erinnerungen (er kann sich an das letzte Mal, als der Sohn ihn besucht hat, nicht mehr gut erinnern). Im assoziativen Dialog würde man so vorgehen:

1. Akzeptieren, dass jeder Mensch seine Wirklichkeit und sein Erleben hat.
2. Die Sachebene, dass der Sohn tatsächlich dreimal die Woche zu Besuch kommt, muss vernachlässigt werden.
3. Wir achten auf den Moment. Was fühle ich? Was sehe ich?

Der Sohn nimmt sich wahr, vielleicht ist er heute gestresst, hatte viel bei seiner Arbeit zu tun, etc. Oder er ist heute emotional sehr mitgenommen, weil die Veränderungen des Vaters ihn belasten und traurig stimmen. Der Vater hat keinen Zugriff auf vergangene Erlebnisse, er fühlt sich heute womöglich einsam, ärgerlich oder missgelaunt. Die Reaktionsmöglichkeiten des Sohns wären:

- „Oh je, ich sehe grad, du bist auch missgestimmt."
- „Dein Tonfall zeigt mir, dass du richtig sauer auf mich bist. Was machen wir denn jetzt?"
- „Deine leise Stimme sagt mir, du bist traurig ... fühlst du dich alleine?"

Wenn Sie die oben genannten drei Schritte beachten, haben Sie von ganz allein einige Verknüpfungsmöglichkeiten, um das Gespräch anders zu beginnen. Das, was Sie in der Situation wahrnehmen und erleben, bestimmt die weitere Verknüpfung. Lassen Sie „richtig“ oder „falsch“ mal beiseite und schauen Sie für sich, was sich für Sie daraus ergibt.

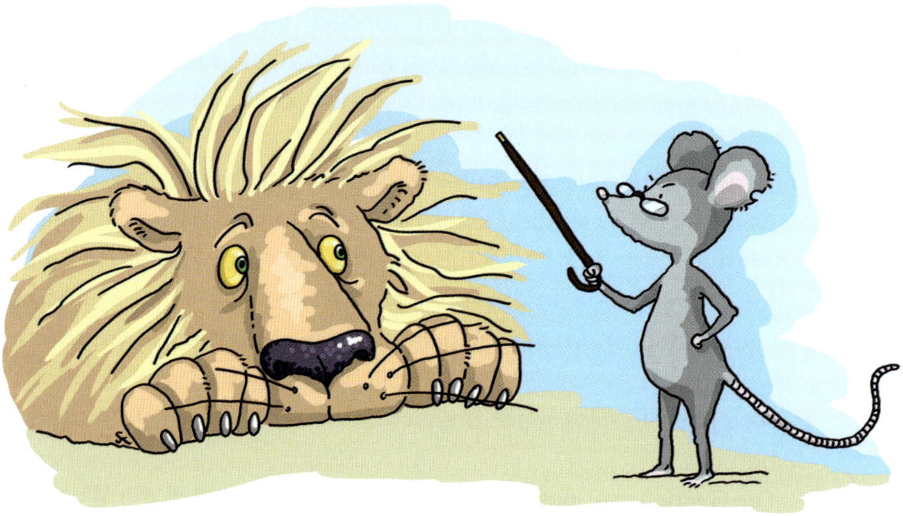

Der Löwe, der die Sach- bzw. Faktenlage kennt, zeigt sich demütig der Maus gegenüber. So gelingt es ihm, die Maus und deren Sicht auf den Moment wahrzunehmen. Es entsteht ein Moment der Begegnung. Besteht der Löwe jedoch auf seiner Größe und seinem Wissen, bringt ihn das nicht weiter. Er kann die Maus und ihr Verhalten nicht ändern, wie er es gerne hätte.

Ermöglichen Sie sich und Ihrem Gegenüber, immer wieder im Moment anzukommen, lassen Sie sich berühren vom Augenblick, dann kann sich für Sie etwas verändern, ohne dass sich der andere verändern muss.

4 Mit Klängen und Radiosendungen in Beziehung treten

Christine Schön

Als ich meinen ihren Vater vor etwa 10 Jahren in der Reha besuchte, begrüßte er mich mit den Worten, gleich käme Königin Silvia vorbei, um mit ihm einen Spaziergang zu machen, später würde er noch mit dem Bundespräsidenten schwimmen gehen. Mir ist nicht viel anderes eingefallen als zu fragen, was es denn zum Mittagessen gegeben hätte. Woran er sich wiederum nicht erinnern konnte. So sind wir beide – gefangen in unserer jeweiligen Welt – nebeneinandergesessen, ohne wirklich in Beziehung zu treten.

Ich arbeite seit 20 Jahren als Hörfunkautorin für öffentlich-rechtliche Sender und als Klangkünstlerin und kam danach auf die Idee, mit den mir vertrauten Mitteln, nämlich mit Klängen und Radio, einen Weg aus der Beziehungslosigkeit zu suchen. Seither produziere ich *Hörzeit – Radio wie früher für Menschen mit Demenz und ihre Angehörigen*. Seit April 2019 veröffentliche ich monatlich außerdem den Demenz-Podcast mit Informationen für An- und Zugehörige von Menschen mit Demenz (www.demenz-podcast.de).

Klänge berühren

Mit Musik, das wissen alle, die Menschen mit Demenz begleiten, findet man immer einen Weg in die Herzen der Menschen. Musik gilt als der Königsweg. Aber auch Klänge und Geräusche sind gut geeignet, denn diese führen uns ebenso direkt in eine Emotion. Bereits im Mutterleib hört das Kind den Herzschlag der Mutter, das Rauschen ihres Blutes, das Knurren ihres Magens, das Blubbern ihres Darmes und ihre Stimme. Sobald der Hörsinn im Mutterleib entwickelt ist, kann das Ohr niemals wieder verschlossen werden, es sei denn, wir benutzen Ohrstöpsel oder haben eine krankhafte Veränderung der Ohren. Klänge sind also tief in uns verankert – wenn wir einen vertrauten Klang hören, wird eine emotionale Erinnerung getriggert.

Mir geht es so bei Freibad- oder Meeresgeräuschen. Ich bin ein Sommermensch und liebe das Wasser. Die Geräuschmelange von zirpenden Grillen, fröhlich kreischenden Kindern, Meeresrauschen und platschendem Wasser versetzt mich in die endlosen Sommer meiner Kindheit und macht mich froh. Denn ich kann sofort den Sommer spüren, auch wenn draußen Schnee fällt.

Bei Menschen, die auf einem Bauernhof aufgewachsen sind, kann eine Klangcollage aus einem Stall ähnliche Empfindungen auslösen.

Wie ist das bei Ihnen, liebe Leserin, lieber Leser? Ich bitte Sie, einmal im Lesen innezuhalten. Nehmen Sie sich ein paar Minuten Zeit, schließen Sie die Augen und spitzen Sie die Ohren. Was hören Sie gerade, welche Emotionen löst das bei Ihnen aus? Jetzt denken Sie sich mal in eine Situation, die Sie glücklich macht. Was hören Sie?

Da man Menschen mit Demenz am allerbesten auf der Gefühlsebene erreicht, sind Klänge, die eine sehr tiefe emotionale Schicht ansprechen, wunderbar geeignet, um mit ihnen in Kontakt zu kommen und zu kommunizieren – und zwar auf Augenhöhe. Wer sich auf diese besondere Form der Kommunikation einlässt, macht nicht nur Menschen mit Demenz eine Freude, sondern auch sich selbst. Emotionen verbinden. Ich selbst habe das oft genug beim gemeinsamen Hören von vertrauten Klängen mit Menschen mit Demenz erlebt.

Klangcollagen, die Gefühle auslösen

- Schul-Pausenhof
- Kinderspielplatz
- Küken im Stall
- Gesang eines Kanarienvogels
- Waldgeräusche
- Telefonklingeln
- Alte Autos – ein VW Käfer, ein Opel Kapitän
- Eine alte Straßenbahn

- Haushaltsgeräte – ein alter Staubsauger, eine Wäscheschleuder
- Ein Sonntagvormittag auf dem Dorf – Kirchenglocken, Hundebellen, Gackern von Hühnern
- Eine trubelige Flaniermeile in der Stadt

Gemeinsam Radio hören

Gemeinsames Radiohören ist eine ganz vertraute Erfahrung aus der Kindheit und Jugend von heute alten Menschen. Diese saßen damals gemeinsam mit Familie und Freunden vorm Radio und hörten die großen Unterhaltungssendungen mit Peter Frankenfeld, Hans-Joachim Kulenkampff, Hans Rosenthal und natürlich Konzerte und Sportübertragungen.

Der Politiker Hans-Christian Ströbele, Jahrgang 1939, hat sich in einem Interview mit mir an die Bedeutung des Radios in den 1950er Jahren erinnert:

„Damals spielte Fernsehen eine ganz geringe Rolle. Ich hatte bis Ende der Fünfzigerjahre zu Hause, wo ich bis 1959 lebte, keinen Fernsehapparat. Freunde in einer ganz anderen Straße, da hatten die Eltern so was, da ging man manchmal hin oder man stellte sich manchmal vor so ein Geschäft, wo Fernsehapparate verkauft wurden, da konnte man dann manchmal so Sendungen von draußen, von der Straße aus sehen. Das heißt, Fernsehen spielte in unserem täglichen Konsum so gut wie keine Rolle. Dafür war der Hörfunk natürlich ungeheuer wichtig. Ich habe jeden Tag so bestimmte Sendungen gehört, da haben wir dann alle möglichen Musiksendungen gehört und eben Fußballreportagen. Am Samstag gab es Fußballreportagen und das war das ganz Zentrale, das war das Ereignis am Samstagnachmittag."
(Das Interview habe ich mit Hans-Christian Ströbele am 28.2.2018 in seiner Berliner Kanzlei geführt.)

Einen berühmten O-Ton aus den 1950er Jahren kennen wohl alle. Der Sportreporter Herbert Zimmermann war der Onkel von Hans-Christian Ströbele. Er ist noch immer in unser aller Ohr – als Reporter des Endspiels der Fußball-Weltmeisterschaft von 1954, als der Außenseiter Deutschland gegen den haushohen Favoriten Ungarn gewann.

> »„Aus, Aus, Aus. Aus. Das Spiel ist aus. Deutschland ist Weltmeister, schlägt Ungarn mit 3:2 Toren im Finale in Bern!“

Jeder und jede in der heute alten Generation kennt diesen O-Ton. Diese akustische Erinnerung habe ich Ihnen, liebe Leserin, lieber Leser, in die Ohren gesetzt, um zu zeigen, dass es für die heute ältere Generation kollektive Erinnerungen gibt, die auf Klängen fußen.

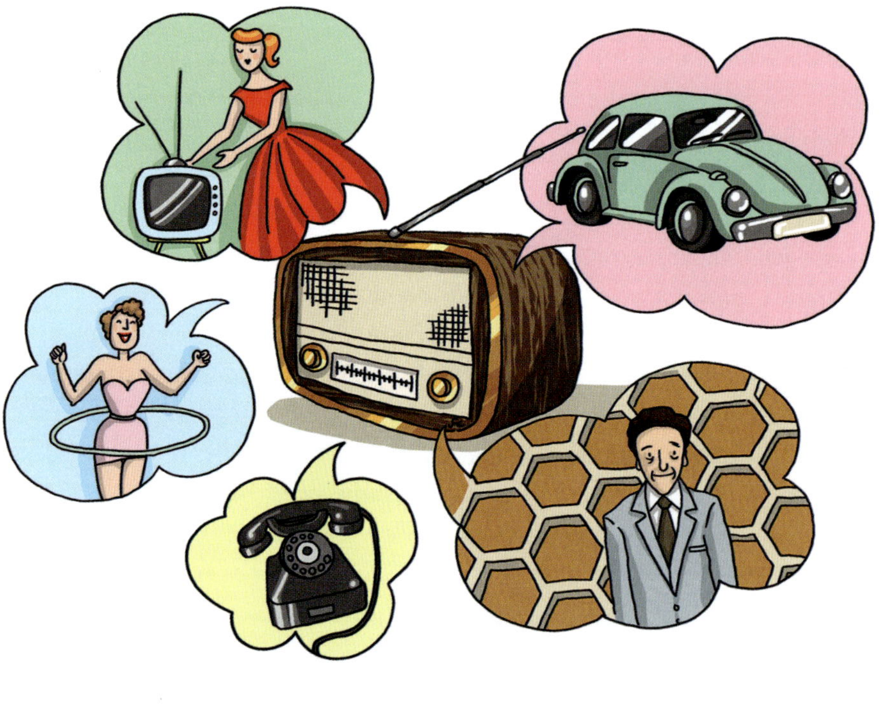

Radiosendungen aus den 1950er und 1960er Jahren

Das Radio der 1950er und 1960er-Jahre ist nicht mit dem von heute vergleichbar. Es war langsamer, ruhiger, ausschweifender. Wenn Sie mögen, hören Sie einmal rein, zum Beispiel in ein paar Sendungen von Hans Rosenthal, einem der beliebtesten Radiomoderatoren von Unterhaltungssendungen im Hörfunk. Es ist ein besonderes Erlebnis, fast eine Entschleunigung: http://www.rias1.de/sound4/rias_/rosen/hans_rosenthal. Radio heute klingt anders. Es ist schneller und lauter und es gibt einfach keinen Vergleich mit den Programmen von damals.

Eine Sache ist im Zusammenhang mit Menschen mit Demenz wichtig zu bedenken: Oft läuft Radio in Pflegeeinrichtungen oder auch zu Hause nebenbei. Auf fast allen Radiosendern sind Nachrichten zu hören. Und überlegen Sie sich mal, wie die alltäglichen Nachrichtenvokabeln wie beispielsweise Anschlag, Attentat, Krieg, Tote, Angriff, tödliche Erreger und so weiter für Menschen klingen, die Kriegserfahrung haben und mit einer kognitiven Einschränkung oder einer Demenz leben. Es kann gut sein, dass diese Nachrichten ein Trauma hochholen. Vielleicht erinnert sich ein Herr oder eine Dame an eine Erfahrung, die er oder sie das ganze Leben unterdrückt hat. Das sollte nicht zufällig passieren, einfach weil eine Sendung im Hintergrund dudelt.

Deshalb haben wir mit „Hörzeit – Radio wie früher" Radiosendungen für Menschen mit Demenz entwickelt, in denen wir in die vertraute Welt der Menschen mit Demenz gehen, ihnen dort begegnen und hoffen, dadurch ein Gespräch auf Augenhöhe zu ermöglichen. Oder einfach nur eine gute gemeinsame Zeit, ein mitgesungenes Lied, ein Lächeln. Das ist oftmals schon sehr viel.

Die „Hörzeit" ist eine Unterhaltungssendung im Stil der 1950er Jahre, die ich zusammen mit einem Kollegen moderiere. Wir arbeiten mit alten Schlagern, mit Sprichworten, wir sind langsamer. Und ganz wichtig: Wir versuchen, authentisch zu sein. Denn Menschen mit Demenz sind ein extrem anspruchsvolles Publikum, das sofort abschaltet, wenn man auch nur eine Sekunde nicht das meint, was man sagt.

Erfahrungen mit Klängen und Sendungen

Wenn ich die Sendungen gemeinsam mit Menschen mit Demenz höre, passiert alles Mögliche: Ein Herr, der sein Leben lang nur Wagner gehört hat, ging raus, weil er die Musik nicht ertragen konnte. Eine Dame, die schon eine sehr weit fortgeschrittene Demenz hatte, wiegte sich im Takt, einige Menschen sangen mit, eine Dame begann sogar zu tanzen und eine Gruppe von Menschen, mit denen ich die Sendung über Kinder gehört hatte, unterhielt sich mit mir über ihre Söhne und Töchter.

Ein besonders gelungener Nachmittag gelang mir mit einer Collage mit den Lauten meiner Tochter vom zweiten Tag nach der Geburt bis zu ihrem ersten Wort. Diese Collage war anfangs sechs Minuten lang und das konnte ich beim Schneiden im Studio kaum aushalten. Ich hatte das Gefühl, es wird ja nichts erzählt, das ist viel zu lang, das kann man nicht machen. Und das, obwohl ich nicht vom schnellen Privatradio, sondern vom eher langsamen öffentlich-rechtlichen komme. So überredete ich meine Tontechnikerin, die Collage auf etwa vier Minuten zu kürzen. Beim gemeinsamen Hören mit Menschen mit Demenz merkte ich dann plötzlich: Sie hätte viel länger sein können. Die Damen und Herren ließen sich emotional ganz und gar darauf ein, denn meine Tochter erzählt sehr wohl etwas, zwar nicht intellektuell, aber mit Lautstärke und Rhythmus.

Die Menschen mit Demenz haben über die Babyzeit ihrer Kinder gesprochen und es spielte keine Rolle, ob die Geschichten stimmen oder nicht.

Vorhin schrieb ich von Kriegserinnerungen, die oftmals tief vergraben sind und die wir nicht beiläufig hervorholen sollten. Aber es kann natürlich passieren. Besonders beeindruckt war ich von meinem Vater, der nun in seiner Demenz über Kriegserfahrungen spricht. Er ist im Juli 1943 geboren und hatte nie etwas davon erzählt, ich nahm an, dass er sich an nichts davon erinnert. Nun hat er damit begonnen – ausgelöst davon, dass er ein Flugzeug sehr nah hörte. Dabei erzählte er, dass ihn dieses Geräusch an die Nächte im Bombenkeller erinnere. Er konnte beschreiben, wie die Erwachsenen beisammensaßen, welche Lieder gesungen wurden, dass gebetet wurde. Er kann damals nicht älter als ein dreiviertel Jahr gewesen sein. Ist es nicht erstaunlich und erschreckend zugleich, wie sehr sich die schrecklichen Klänge, Geräusche und Gefühle bei ihm eingebrannt haben? Gut, dass er nun darüber erzählen kann und dass seine Erzählungen aufgefangen werden.

Menschen mit Demenz haben uns viel zu sagen. Klänge und Radiosendungen können ein guter Auslöser sein, um Erinnerungen und Gefühle zu wecken und dann den Menschen zuzuhören.

5 Lust- und gefühlvoll miteinander in Beziehung treten

Erich Schützendorf

Eine kleine Liebesgeschichte

Eine Dame mit Demenz verliebt sich im Pflegeheim in eine Bewohnerin. Händchenhaltend sitzen die beiden im Aufenthaltsraum. Manchmal ziehen sie sich in eines ihrer Zimmer zurück und liegen gemeinsam im Bett.

Die Tochter ist zunächst empört, dann erkennt sie, wie glücklich die Mutter ist, möchte aber bei ihren Besuchen ihre Mutter für sich alleine haben. Als die Tochter mit ihrer Mutter die Cafeteria aussucht, entdeckt sie die Geliebte der Mutter und weist ihre Mutter auf die Bewohnerin hin: „Da hinten, da ist deine Freundin."
Die Mutter erwidert: „Die kenne ich nicht."
Als Zeuge dieser kurzen Begebenheit fühle ich mich an mich erinnert, wenn ich die Augen von einer Frau nicht lassen kann und ein Freund mich neckt: „Die gefällt dir wohl."
Ich fühle mich ertappt und sage: „Die interessiert mich überhaupt nicht."

(Ich bedaure, dass in Pflegeheimen für solche Fälle keine Doppelbetten vorgesehen sind.)

Wie alle Gefühle bleibt bei Menschen mit Demenz auch die Erotik erhalten. Sie verlieben sich und sie lieben das Spiel mit der Lust und der Sinnlichkeit.

Leider denken viele Menschen bei dem Wort „Erotik" an Erotikmessen oder Erotikspielzeug. Genau darum geht es nicht. Erotik kommt von Eros, dem griechischen Gott der Liebe, der unsterblich in Psyche, einer von vier Königstöchtern, verliebt war. Und von Eros, der Liebe, der Bereitschaft sich Zeit für einen Menschen zu nehmen und sich ihm ganz hinzugeben, bekommt man nie genug.

Bei Erotik geht es nicht um Sexualität und Begierde, sondern um den Zauber, der zwischen zwei Menschen entstehen kann, und es geht um Feenstaub, den man versprüht, um einen anderen Menschen – und sei es nur für einen Moment – glücklich zu machen. Liebhaben, Sinnlichkeit, Zärtlichkeit und Verführung sind nichts Gefährliches, vielmehr lösen sie ein wohliges Gefühl der Glückseligkeit aus. Man verlässt den Alltag, seine Sorgen, seine Niedergeschlagenheit, auch seine Beschäftigungen und begibt sich in das Land der Liebe.

Deshalb ist es nicht verwunderlich, wenn Menschen mit Demenz nicht warten, bis sich ihnen jemand sinnlich und lustvoll begegnet. Sie werden gerne selbst aktiv. Kinder von Menschen mit Demenz berichten, dass ihre früher gefühlsarmen Eltern im Alter schmusebedürftig werden. Sie möchten in den Arm genommen werden oder versuchen ihre Kinder zu küssen. Manche Kinder erleben diese späte Zärtlichkeit als beglückend, andere als unangenehm.

- Tochter: „Früher konnte mein Vater nie Gefühle zeigen, weder mir noch meiner Mutter gegenüber. Jetzt können wir uns streicheln und zusammen lachen und weinen."
- Sohn: „Mein Vater war immer ein harter Hund. Jetzt versucht er mir über die Haare zu streicheln. Früher wolle er nicht, heute will ich nicht."

Auch Ehepaare, deren Liebe mit den Jahren eingerostet war, erleben die neue Schmusebedürftigkeit unterschiedlich.

- Ehefrau: „Er ist viel weicher als früher, er weint auch oft. Jetzt kann ich ihn bemuttern und ihn in den Arm nehmen."
- Ehemann: „Ständig will sie mich festhalten, streicheln oder küssen. Das wird mir zu viel, aber wenn ich ihr das sage, weint sie."

Leider ist es so, dass die mit Sinnlichkeit und Erotik verbundenen Handlungen als lästig, unangenehm oder auch als bedrohlich empfunden werden können. Wer sich in Liebesdingen nicht besonders gut auskennt oder sich gehemmt fühlt, der sollte auf allzu große Nähe wie Kuscheln und Schmusen verzichten, denn Zärtlichkeit funktioniert nur, wenn beide dazu bereit sind. Auf liebevolle und zärtliche Blicke sollte allerdings niemand verzichten, der eine Beziehung mit einem Menschen mit Demenz eingeht.

TIPP

Menschen mit Demenz, ob Mann oder Frau, sind und bleiben sexuelle Wesen und ihre Lebensgeschichte beinhaltet immer auch eine Liebesgeschichte mit angenehmen und unangenehmen Erlebnissen, mit Träumen, Sehnsüchten und Enttäuschungen. Es bleibt die Sehnsucht nach dem Genuss von Zeit zu zweit.

Einige bringen ihre sexuellen Bedürfnisse zum Ausdruck. Darüber zu reden oder sie zu erfüllen, setzt eine gewisse Souveränität bei den Angehörigen voraus, denn die direkte Konfrontation mit sexuellen Bedürfnissen kann - ganz besonders bei Schwiegerkindern - bedrohlich wirken. Weniger verfänglich ist es, den Menschen Raum zu geben, über ihre Liebesgeschichten zu reden oder sie zum Beispiel durch Fotos eines angehimmelten Schauspielers oder einer Schauspielerin zum Träumen anzuregen.

Leider haben sich die Beratungsstellen für pflegende Angehörige auf dieses Thema noch nicht eingestellt. Informationen finden sich unter www.profalia.de Sexualität und Demenz.

Der Zauber des Augenblicks

Menschen mit Demenz schätzen die Nähe eines vertrauten Angehörigen. Der kann allerdings – was nachvollziehbar ist – die gewünschte Geborgenheit entweder aus zeitlichen Gründen oder aus Gründen seiner seelischen Verfassung nicht immer gewährleisten. In solchen Fällen reicht ein liebevoller Blick zwischendurch, um einem Menschen zu signalisieren, dass man ihn beachtet und ihn mag.

Der Mensch mit Demenz wird den Blick ganz sicher erwidern; er lächelt, er senkt den Blick, tut so, als bemerke er den Blick nicht oder er sieht mit festem, fragendem oder erstauntem Blick zurück. So findet ein kurzer Austausch über die Augen statt. Bei sehbehinderten Menschen und natürlich bei allen anderen reicht eine kurze sinnliche Berührung: Man pustet in seine Handfläche, auf seinen Nacken oder legt die Hände auf dessen Schultern. Menschen mit Demenz mögen es, wenn sie liebevoll, zärtlich, verstehend, nachsichtig, lockend und gütig, zumindest freundlich angesehen und/oder berührt werden.

Nutzen Sie möglichst viele Gelegenheiten zu einem Flirt. Dann entsteht jener wundervolle Moment, indem zwei Menschen fühlen, dass sie sich nahe sind, ja, dass sie gleich miteinander verschmelzen könnten, aber den letzten Schritt vermeiden. Dieser Moment ist erfüllt von Leichtigkeit, Reinheit und Unschuld. Das ist Feenstaub und der genügt sich selbst. Nichts muss erreicht oder bewirkt werden.

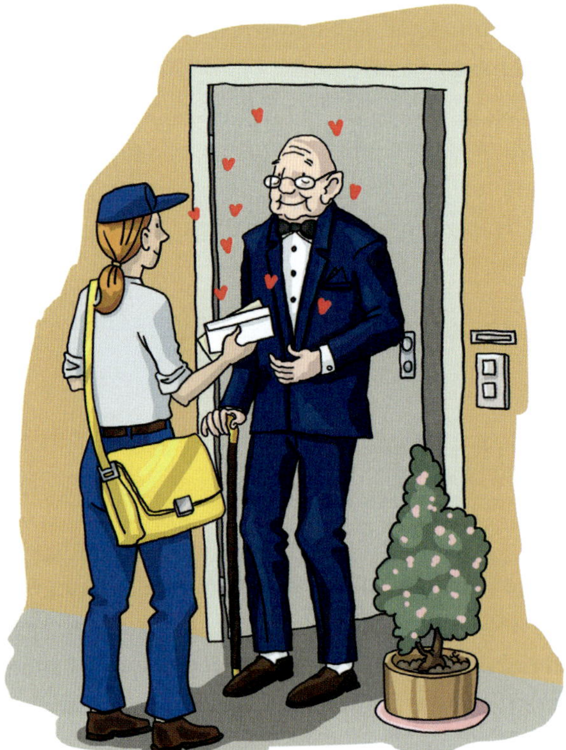

MERKE
Zurückblicken heißt auf lateinisch *respectare*.

Nach so viel Poesie erlaube ich mir drei pragmatische Hinweise zu geben.

- Mit ein wenig Feenstaub, mit liebevollen Blicken, mit sanften Berührungen lassen sich Vater, Mutter oder Partner beruhigen, vertrösten oder von einer unerfreulichen Aktivität abhalten. Sie werden den Moment genießen, der sie spüren lässt, dass jemand ganz und uneigennützig für sie da ist. Alles andere ist in diesem Moment für sie uninteressant. Feenstaub zeigt also Wirkung – und sei es nur für den Augenblick.
- Der Blick und die Berührung entfalten nicht immer Zauberkräfte. Wenn ein Mensch mit Demenz Sie hilfesuchend, verzweifelt, ängstlich, erregt, unruhig ansieht, dann hilft es, wenn sie dem Blick nicht ausweichen, sondern dem oft schwer zu ertragenden leidvollen Blicken standhalten. So geben Sie dem Menschen, der den Boden unter den Füßen zu verlieren droht, einen Halt – und sei es für den Augenblick, den Sie bei ihm verweilen. In diesem Falle verzichten Sie auf sanfte und lustvolle Berührungen. Jetzt müssen Sie den Menschen festhalten. Sie halten seine Hände, sie umarmen ihn oder Sie legen Ihre Hand auf seinen Bauch, um ihm dort, wo seine Angst, seine Unruhe sitzt, Ihre Wärme spüren zu lassen.
- Wenn Sie auf einen Menschen mit Demenz zugehen, um ihn zu begrüßen oder ihre Unterstützung anzubieten, nehmen Sie als erstes Augenkontakt auf und warten sie, bis er Ihren Blick aufgefangen und erwidert hat. Sie können dann ablesen und spüren oder fühlen, auf welche Weise Sie Kontakt aufnehmen: zurückhaltend, behutsam, besorgt oder vital, fröhlich, sinnlich oder ob Sie länger warten müssen, bis Sie und Ihr Angebot willkommen sind.

Der Klang der Stimme

Die menschliche Stimme besitzt viele Töne und Facetten. Mit dem Klang der Stimmen kann man schmeicheln, betören oder schwer verdauliche Inhalte versüßen. Menschen mit Demenz mögen auf keinen Fall eine scharfe, schnippische, ironische oder spöttische Klangfärbung. Sie bevorzugen in der Regel eine ruhige, rhythmische Stimmlage. Moll gefällt ihnen genauso gut wie Dur. An der Tonlage erkennen die Menschen die Stimmungslage des anderen. Deshalb können Sie in ihrer Gegenwart das, was Sie zu sagen haben, auch summen oder singen, ja, Sie können sogar auf Mitteilungen verzichten und bekannte Lieder singen, während Sie mit und an ihm handeln: Kinderlieder, Kirchenlieder, Gassenhauer, Schlager; bei Männern auch gerne Trinklieder oder Fußballhymnen. Als Angehöriger werden Sie gewiss die Vorlieben kennen.

Nutzen Sie den Klang Ihrer Stimme, um den Menschen Komplimente ins Ohr zu säuseln:

- „Du hast so schöne Augen."
- „Deine Hände sind so sanft."
- „Deine Haare liegen perfekt."
- „Das ist ein toller Ring."

Das kommt meistens bei denjenigen Frauen an, die es lieben, als Prinzessin bewundert zu werden. Männer, die gerne den starken Mann spielen, hören gerne:

- „Du hast ganz schön viel Kraft."
- „Du bist ein Teufelskerl."
- „Was du willst, das schaffst du."
- „Du lässt dich nicht unterkriegen."

BEISPIEL

Bevor sich Vater an den Frühstückstisch setzt, sagt er mit verführerischer Stimme zu der wartenden Tochter: „Guten Morgen, schöne Frau."

Die Tochter erwidert: „Möchtest du Käse oder Wurst auf dein Brot?"

Schwupps, ist der Feenstaub, den Vater verstreut, verschwunden.

Hätte die Tochter auf den Klang der Stimme gehört, hätte sie antworten können: „Mir dir könnte ich glatt durchbrennen."

Der Tag hätte einen erfreulichen Anfang genommen.

Eine Kommunikation über Blicke, Stimme, lustvolle Gefühle und Berührungen ist unter Erwachsenen, außer bei Verliebten, nicht üblich, aber dort, wo der Verstand nicht mehr das Wichtigste ist, richtig und angemessen.

„Der Mensch ist nur da ganz Mensch, wo er spielt"

Friedrich Schiller

Es ist immer wieder erstaunlich mitzuerleben, wie ein Therapieclown bei Menschen mit Demenz Freude und Fröhlichkeit verbreiten kann. Er bringt die Menschen zum Lachen, Staunen und Schmunzeln. Sein Geheimnis liegt in dem zweckfreien, alle Konventionen sprengenden Spiel. Wenn er vorgibt, das Mittagessen aufzutragen und dann ein Gummihuhn auftischt, hat er die Lacher, ob dement oder nicht dement, auf seiner Seite.

Nun ist es nicht jedem gegeben, einen Clown zu spielen, sich eine Pappnase aufzuziehen und ein Gummihuhn zu servieren. Mit ein wenig Lust am zweckfreien Spiel lassen sich viele Alltagsverrichtungen verrücken und damit bereichern.

- Verzaubern Sie das Bad vor dem Waschen oder Duschen mit Seifenblasen.
- Versprühen Sie vor dem Ankleiden Parfüm.
- Zaubern Sie unter einem Tuch das Essen oder ein Getränk hervor.
- Legen Sie zuerst bei Mutter eine Blume, bei Vater ein Spielzeugauto, ein Werkzeug auf den Tisch und danach servieren Sie das Essen.
- Gießen Sie den Kaffee, den Tee, den Saft, das Wasser in ein Bier-, Wein- oder Schnapsglas.
- Wecken Sie den Vater nicht mit Worten, sondern mit einer duftenden Tasse Kaffee und einem Buttercroissant.

Wenn man Menschen verführen will, ist Magie ein bewährtes Mittel. Mit kleinen Verrücktheiten weckt man Interesse, die Menschen sind präsenter und wacher für das Umfeld.

Wenn Mutter dann lieber die Blume versorgt oder Vater das Spielzeugauto nicht mehr aus der Hand geben will, nutzt man die Ablenkung, um ihnen das Essen wie nebenbei einzuverleiben. Das ist vor allem dann eine gute Taktik, wenn das Essen regelmäßig verweigert wird.

TIPP

Darf man Menschen mit Demenz wie Kinder behandeln? Nein, aber es lohnt sich, das Kindhafte, das in jedem Menschen vorhanden ist, ernst zu nehmen, alleine schon deshalb, weil es Spaß macht.

Gefühle zeigen

Ein Dialog ist nicht nur mit Worten, sondern auch mit Gefühlen möglich. Damit ein gefühlvoller Austausch gelingt, müssen beide Beteiligten ihre Gefühle zeigen. Menschen mit Demenz tun dies ohnehin, weil sie nicht in der Lage sind, ihre Gefühlswelt mit dem Verstand unter Kontrolle zu halten, sie gezielt einzusetzen oder zu verschleiern.

Angehörige versuchen dagegen, die Gefühlswelten zu beherrschen, sowohl ihre eigene als auch die von Partnern, Vater oder Mutter. Wenn die Mutter wildfremden Menschen Handküsse zuwirft, schämt sich die Tochter, dass die Mutter ihre Lust an Liebkosungen ungehemmt zur Schau stellt. Wenn die Mutter ängstlich fragt: „Kannst du mir helfen?“, versucht die Tochter die hinter der Frage steckende Angst zu vertreiben. „Es ist alles gut“, sagt sie dann vielleicht. Angenehme Gefühle wie Zärtlichkeit sind zumindest in der Öffentlichkeit unerwünscht. Dunkle Gefühle wie Angst, Verzweiflung, Trauer, Niedergeschlagenheit, Verzweiflung werden verscheucht, und als „böse“ wahrgenommene Gefühle, wie Wut, Zorn, Wildheit, Raserei, unterbunden.

Genauso verhalten sich die Angehörigen gegenüber ihren eigenen Gefühlen. Spontane Liebesgefühle sind ihnen peinlich, weil sie sich nicht beherrschen konnten. Ratlosigkeit, Hilflosigkeit, Ohnmacht, Verzweiflung, Trauer und Zerrissenheit wollen sie sich nicht zugestehen, weil sie gegenüber ihren Schützlingen keine Schwächen zeigen zu wollen. Wut, Ärger, Zorn, Rachegefühle gestehen sie sich nicht ein, weil sich „sowas“ nicht gehört. Aber wie das so ist, man kann sich nicht immer beherrschen und dann entlädt eine Tochter, eine Ehefrau, ein Sohn, ein Ehemann den Ärger, die Wut in Gegenwart von Partner, Mutter oder Vater. Es wird vor Wut und Enttäuschung geweint, geschimpft und geschrien. Oder die Angehörigen werden von Liebesgefühlen überfallen und herzen Eltern oder Partner.

In der Beziehung zu Menschen mit Demenz haben alle Gefühle ihre Berechtigung, sowohl die der Menschen mit Demenz als auch die Gefühle der Angehörigen.

In den Kapiteln von Sophie Rosentreter (siehe Teil III, Kap. 1) und Ulrike Weigel (siehe Teil III, Kap. 2) zum Thema Validation haben Sie erfahren, wie Sie die Gefühle der Menschen mit Demenz spiegeln können. Genauso gut sind Menschen mit Demenz in der Lage, Ihre Gefühle zu spiegeln. Das können sie allerdings nur dann, wenn Sie Ihre Gefühle offen zu Tage treten lassen.

Wer seine Trauer zeigt, wer gar weint, kann erleben, dass er von Mutter getröstet wird:

- „Komm mal."

Wer seine Ratlosigkeit zeigt, bekommt von Vater zu hören:

- „Ich weiß das nicht und du weißt das nicht."

Wer seine Zerrissenheit zeigt, wird von der Ehefrau entlastet:

- „Das ist nicht einfach."

Wer mit einer Demutshaltung (gesenkter Kopf, hängende Schulter) seine Hilflosigkeit zeigt, erntet Verständnis:

- „Du kannst mir auch nicht helfen."

Zumindest auf der Gefühlsebene sind die Menschen die Persönlichkeiten, die sie immer waren. Wenn sie früher Ratlose getröstet haben, werden sie das fortsetzen, wenn sie unwirsch auf Hilflosigkeit reagiert haben, werden sie sich nicht ändern.

Üben Sie vor dem Spiegel Ihre Körpersprache, Gestik und Mimik.
Zeigen Sie:
- Demut
- Ratlosigkeit
- Sorge
- Hilflosigkeit
- Zerrissenheit

Eine partnerschaftliche Beziehung gelingt nur, wenn beide den gleichen Rang haben. Keiner darf auf Dauer oder einseitig der Überlegene oder der Unterlegene sein. Für den Gefühlsdialog mit Menschen mit Demenz heißt das: Mal validiert man, mal lässt man sich validieren.

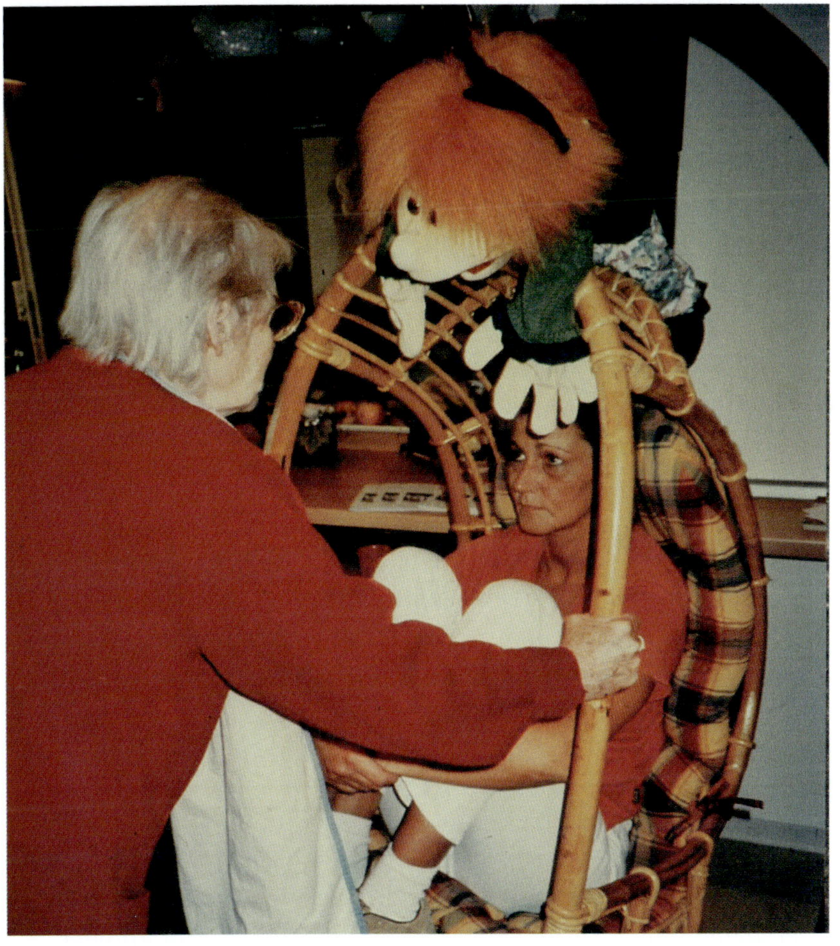

Dame schaukelt Betreuerin

Quelle: © Mit freundlicher Genehmigung von Vera Grimm.

Zärtliche Berührungen

Bei Kleinkindern und in der ersten Phase der Verliebtheit passieren zärtliche Berührungen automatisch. Das Wohlbefinden, das durch die Berührungen ausgelöst wird, ist offenbar so stark, dass es sich im Körpergedächtnis einbrennt. Jedenfalls können die Menschen mit Demenz alle Formen der Zärtlichkeit abrufen und genießen.

Wie bei jedem Liebesspiel tastet man sich behutsam heran, niemals schnell und fordernd. So kann man bei einer Abwehrreaktion sofort innehalten und abwarten, ob der andere sich doch noch empfänglich zeigt.

Tätscheln und Streicheln im Vorübergehen gehören nicht zu der Kategorie „Zärtlichkeit“. Das sind eher Demonstrationen von Überlegenheit. Die Voraussetzung für Zärtlichkeit ist die Hingabe. Man stellt sich also beispielsweise vor den Vater und hält ihm die Hände entgegen. Oder man setzt sich vor die Mutter und formt die Lippen zu einem Kuss. Man stellt sich zur Verfügung und signalisiert, dass man Lust auf Zärtlichkeit hat. Dann kann Vater oder Mutter entscheiden, wozu sie bereit sind.

TIPP

Statt einen Menschen mit Worten zu begrüßen, bin ich, wenn es passte, vor ihm auf die Knie gegangen. Dann hat er über meine Haare gestreichelt und mich auf diese ungewöhnliche Art begrüßt.

Vielleicht hält er die hingehaltenen Hände fest, vielleicht streichelt sie die Handflächen, vielleicht küsst er die Hände, vielleicht spielt sie mit den Fingern der angebotenen Hand. Jetzt kann der nächste Schritt erfolgen. Sie übernehmen die Berührungen und setzen einen neuen Impuls. Sie streicheln Ihrerseits die Handfläche oder schütteln die Finger und sagen dabei alte Reime, mit denen Kleinkinder verzärtelt wurden, auf.

» Das ist der Daumen,
Der schüttelt die Pflaumen,
Der sammelt alle auf,
Der bringt sie nach Haus,
Und der kleine Wicht, der isst sie alle ganz alleine auf.

Zärtliche Berührungen gleichem einem Tangotanz. Ein Partner gibt den Rhythmus vor, der andere lässt sich darauf ein. Dieser setzt seinerseits einen Impuls, den der Partner wiederum aufgreift. Das „Tangoprinzip“ bewährt sich auch bei sprachlichen Dialogen.

Ehemann: „Ich hatte zwei Kollegen."
Ehefrau: „Aha, waren die fleißig?"
Ehemann: „Ich war fleißig, (lacht) nicht immer."
Ehefrau: „Ohne Fleiß kein Preis."
Ehemann: „Wo sind die denn?"
Ehefrau: „Man kann nicht immer arbeiten."
Ehemann: „Das muss man."
Ehefrau: „Ich muss jetzt arbeiten."
Ehemann: „Arbeit macht das Leben süß."
Ehefrau „Tschüss, bis später. Dann bringe ich was Süßes mit."

Grenzen der Zärtlichkeit

Menschen mit Demenz können nicht immer einschätzen, ob ihr Gegenüber für Zärtlichkeiten aufgelegt ist und wo die Grenzen des anderen liegen. Selbstverständlich muss auch der Angehörige nicht zulassen, dass seine Grenzen überschritten werden. Er muss sich nicht im Gesicht küssen lassen, wenn er es nicht erträgt, er muss sich auch nicht an unangenehmen Körperstellen berühren lassen. Meist reicht es, klar und unmissverständlich zu sagen: „Das mag ich nicht." Bleibt es bei der Aufdringlichkeit, dann sagt man: „Stopp!"

Ansonsten ist alles möglich, wenn es beide genießen können. Dann gibt es keine Grenzen des Erlaubten. Manche Angehörige wie auch Menschen mit Demenz sind so voller Zärtlichkeit, dass sie davon fast überflutet werden, Sie kuscheln, legen sich zusammen ins Bett und streicheln sich. Das bedeutet zumindest, dass sich die beiden gut „riechen" können und dann ist es in Ordnung.

Zu viel Liebe kann belastend sein

Manche Angehörige, die ihren Partner, ihre Mutter, ihren Vater, ihren Verwandten oder Bekannten innig lieben, geben eigene Bedürfnisse auf und leben mit der ständigen Ungewissheit, ob sie sich richtig verhalten und ob sie dem Menschen genug an Sicherheit, Geborgenheit und Wohlbefinden geben. Sie werden ständig von einem schlechten Gewissen geplagt.

Einige wenige sind in ihrer Liebe so gefangen, dass sie keine Kraft mehr für die Unterstützung der Menschen haben. Andere können nicht richtig einschätzen, wo für den Menschen mit Demenz und für sie selber die Grenzen für Sinnlichkeit und Zärtlichkeit liegen. Wer das bei sich feststellt, sollte mit einer Person des Vertrauens reden, um die durcheinandergehenden Gefühle ein wenig zu sortieren.

Beim Waschen oder Duschen halten sich viele Angehörige mit zärtlichen Berührungen zurück. Das ist verständlich, weil es sich um eine teilweise sehr intime Verrichtung handelt. Allerdings müssen Waschen, Duschen und Baden keine funktionalen Akte der Reinigung darstellen. Bei gedämpftem Licht, mit frischen Düften und guten Ölen kann fast jede Körperreinigung zum Badefest werden, bei dem Leib und Seele verwöhnt werden. In dem Buch „Acht Minuten“ von Péter Farkas kann man nachlesen, wie liebevoll und sinnlich das Waschen des Gesichtes bei der Morgentoilette sein kann.[1] Nehmen Sie sich ein wenig Zeit und seien Sie mutig, dann entstehen viele Momente der Glückseligkeit, die über den Tag helfen.

1 Der Autor beschreibt in seinem Roman den Alltag eines alten Ehepaares. Die Ehefrau ist dement und der Ehemann, der auch schon ein wenig auf der Reise ist, die ihn vom Verstande wegführt, ist rührend um sie besorgt. Péter Farkas: Acht Minuten, übers. von György Buda, München 2013, S. 12.

Irren ist menschlich

Erich Schützendorf

Der Verstand alleine ist kein verlässlicher Partner für eine gelingende Kommunikation mit Menschen mit Demenz. Gefühle, Sinne, Blicke, Berührungen können sehr viel nützlicher als vernünftige Worte sein. Entscheidend ist deshalb Ihre Haltung gegenüber Menschen mit Demenz.

Die Autoren haben versucht, eine Haltung gegenüber Menschen mit Demenz zu vermitteln, die von Wohlwollen, Verständnis und auch Liebhaben getragen ist. Diese Haltung mag, so ist die Hoffnung, ein hilfreicher Leitfaden sein. Aber selbstverständlich hat jeder Einzelfall seinen Eigensinn und darüber hinaus werden Situationen innerhalb einer Familie oft unterschiedlich bewertet. Das macht einen angemessenen Umgang mit Menschen mit Demenz nicht leichter.

Ein Sohn leidet zum Beispiel darunter, dass ihn seine Mutter mehrfach am Tag anruft. Seine Frau rät ihm, den Hörer nicht abzunehmen. Der Sohn schafft das nicht. Er macht sich jedes Mal Sorgen, dass Mutter etwas passiert sein könnte.

Wenn Mutter gewaschen werden soll, findet sie ständig eine Ausrede. Mal ist ihr nicht gut, mal hat der Hausarzt gesagt, sie solle nicht duschen, mal findet sie, dass heute ein sehr schlechter Tag zum Duschen sei. Der Sohn nimmt den Geruch in Kauf. Die Schwiegertochter hält den Geruch nicht aus und wäscht die Mutter gegen ihren Willen. Es kommt zum Streit. Der Sohn sagt: „Was ist ein Geruch gegen das Gefühl von Mutter gegen ihren Willen gewaschen zu werden."

Vater benutzt Kraftausdrücke, die er früher nicht verwendete. Die Ehefrau reagiert erbost, verbietet ihm die Ausdrucksweise und wird mit „Halt die Schnauze!" mundtot gemacht. Die Kinder finden Vaters neues Verhalten lustig und empfehlen Mutter, die Ausdrücke zu überhören.

- Wer hat Recht?
- Was ist erlaubt?
- Was ist vertretbar?

Unter Familienangehörigen ist ein emotionsfreies Gespräch manchmal schwierig. Umso wichtiger ist deshalb der Austausch mit Freunden, Bekannten und vor allem mit anderen Angehörigen. Halten Sie in den Gesprächen mit Ihren Gedanken und Überlegungen nicht hinter dem Berg, schämen Sie sich nicht Ihrer Rat- und Hilfslosigkeit, Ihrer Unsicherheit oder Niedergeschlagenheit und Wut. Aber lassen Sie Ihre Gewissheiten, was im Umgang mit Menschen mit Demenz richtig und angemessen ist, in Frage stellen. Sie werden erleben, dass die anderen Angehörigen sich mit denselben Fragen beschäftigen wie Sie selber:

- Darf man im Beisein von Mutter, Vater oder Partner über seine Demenz reden?
- Soll ich, wenn Dritte Fragen an den Menschen mit Demenz stellen, für ihn antworten oder ihn reden lassen und danach seine Aussagen richtigstellen?
- Soll ich in der Öffentlichkeit auf die Demenz meines Angehörigen hinweisen?

Grundsätzlich sollte man auf die Empfindsamkeiten der Menschen mit Demenz achten, aber manchmal ist eine Rücksichtnahme nicht möglich. Dann tauchen weitere Fragen auf:

- Muss ich mich immer zurücknehmen, um den Menschen mit Demenz zu schonen?
- Darf ich den Menschen meine Trauer, meine Sorge oder gar Verzweiflung zeigen?

In einer guten Beziehung sollten die unterschiedlichen Bedürfnisse beider Beteiligten einigermaßen ausbalanciert sein. Aber wo liegen die Grenzen für die Bedürfnisse der Angehörigen?

- Darf ich gegen den Willen des Menschen handeln, wenn ich mit Worten nichts erreiche?
- Darf ich das Rufen, die Bitten, die Wiederholungen überhören und nicht beachten, wenn ich es nicht mehr ertrage?

Vieles ist erlaubt, wenn es nicht zur Gewohnheit wird. Verboten bleibt jede Form von Demütigung, Bestrafung, Vernachlässigung der Grundbedürfnisse und Misshandlung.

- Die Menschen benehmen sich oft wie Kinder. Darf ich bei ihnen die Kindersprache verwenden?
- Darf ich sie nachmachen, wenn sie wie Kinder brabbeln oder singen?

Grundsätzlich sollte man die Menschen nicht wie Kinder behandeln, aber selbstverständlich darf man das Kindhafte aufgreifen und kindhaft reagieren. Nachäffen ist natürlich verboten.

- Muss ich die Menschen unterbrechen, wenn sie „durcheinander" reden?
- Soll ich sie korrigieren, wenn sie Unsinn erzählen?

Der Mensch mit Demenz ist nicht einseitig der Empfänger Ihrer Botschaften, Ansprachen und Mitteilungen. Er ist in gleicher Weise ein aktiver Sender. Er teilt sich mit. Dann sind Sie der Zuhörer, der sich ihm zur Verfügung stellt. Manchmal verstehen Sie seine verbalen Äußerungen nicht, wissen nicht, was er sagen will. Das müssen Sie ihm gestatten, denn in der Beziehung zu Menschen mit Demenz gibt es ein Recht auf unvernünftige Äußerungen.

Die wichtigste Voraussetzung für eine gelingende Kommunikation ist die Gewissheit, dass der Mensch mit Demenz auch ohne funktionierenden Verstand ein Mensch, ja, eine Person und eine Persönlichkeit bleibt. Er ist im Vollbesitz seiner Gefühle und Sinne, er spürt, er ahnt, er lacht, er weint. Und er bleibt Mensch, weil er irrt.[1]

---

1 Hören Sie sich den Text des Liedes „Mensch" von Herbert Grönemeyer an.

Bleiben Sie im Gespräch

Geisteswissenschaftler, die sich nicht wie Naturwissenschaftler nur auf Zahlen und Daten verlassen und nicht nur messbare Phänomene für relevant halten, sind überzeugt, dass der Mensch sich in jede menschliche Äußerung hineinarbeiten und dadurch verstehen und nachvollziehen kann. Er muss ich allerdings von vertrauten Sichtweisen, eingeschliffenen Gewohnheiten und „sicheren" Erkenntnissen lösen, um das „Du" des Menschen mit Demenz auf sein „Ich" wirken lassen. Dabei hilft der Austausch mit anderen Angehörigen und Menschen, die sich ernsthaft für Ihre Fragen und Sorgen interessieren. Deshalb sollten Sie sich nicht zurückziehen, sondern das Gespräch mit möglichst vielen Menschen suchen.

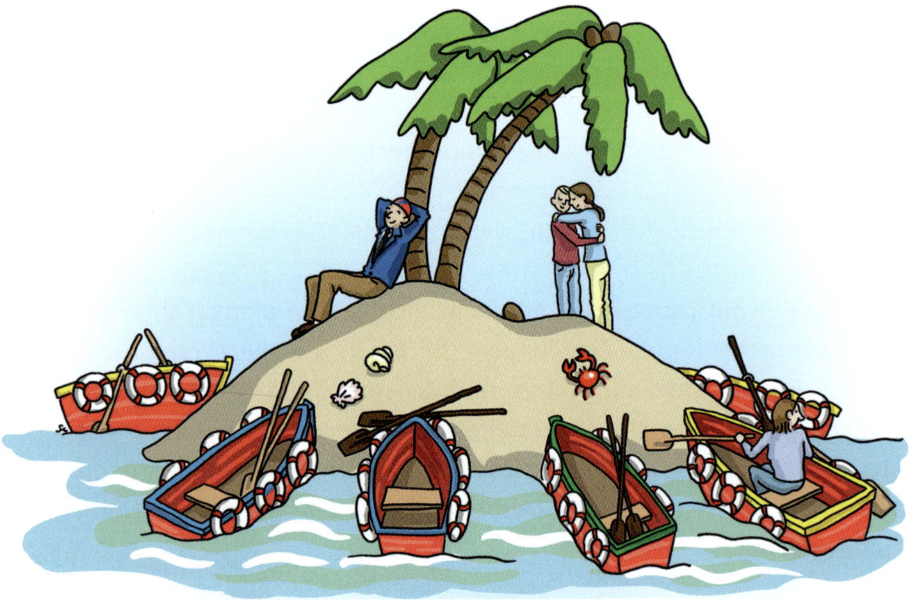

Nutzen Sie den Austausch mit Freunden und anderen Angehörigen wie eine Insel, auf der Sie sich nach einem anstrengenden Aufenthalt bei den Menschen mit Demenz besinnen und erholen können. Entspannen Sie sich, nehmen Sie sich Eigenzeiten, in denen Sie sich ausschließlich um Ihr persönliches Wohlbefinden kümmern und sich verwöhnen. Danach werden Sie wieder Kraft haben, um zu den Menschen mit Demenz zurückzukehren und ihnen zu geben, was sie am dringendsten benötigen: Nähe, Sicherheit und Geborgenheit. Vergessen Sie bei der Rückkehr aber nicht Ihr Rettungsboot, mit dem Sie jederzeit Ihre Insel ansteuern können, bevor Sie untergehen.

Herausgeber- und Autorenverzeichnis

Herausgeber

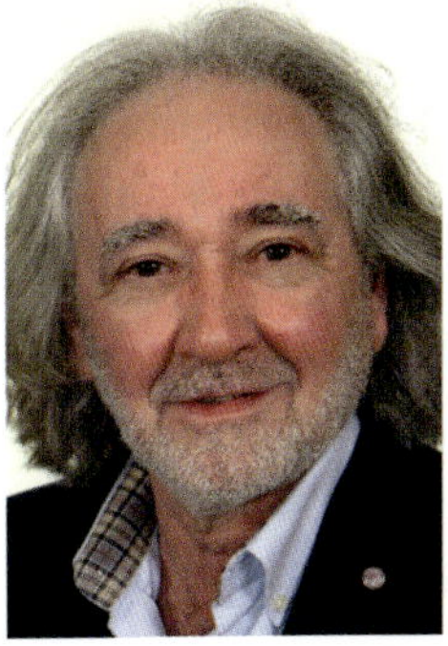

© Foto: privat

Erich Schützendorf, Jg. 1949, studierte Pädagogik, Psychologie und Soziologie; war bis zu seiner Pensionierung VHS-Direktor und Fachbereichsleiter für Fragen des Älterwerdens an der Volkshochschule des Kreises Viersen, Lehrbeauftragter für Soziale Gerontologie an der Hochschule Niederrhein und Dozent bei Fachseminaren für Altenpflege. In der Deutschen Gesellschaft für Gerontologie und Geriatrie engagiert er sich in der Arbeitsgemeinschaft Geragogik.

Seit über als 40 Jahren interessiert er sich für die Frage, wie man den Menschen mit Demenz gelassen, entspannt und liebevoll begegnen kann. Dabei hat er nie die Bedürfnisse derjenigen außer Acht gelassen, die bereit sind die Menschen mit Demenz auf deren Reise vom Verstande weg zu begleiten.

Seine Thesen und Sichtweisen auf die Menschen mit Demenz und deren Begleiter hat er in zahlreichen Veröffentlichungen beschrieben:

In Ruhe verrückt werden dürfen (1991), Das Recht der Alten auf Eigensinn (1997), Wer pflegt, muss sich pflegen (2006), Meine Lebensverfügung für ein gepflegtes Alter (2017), Anderland entdecken, erleben, begreifen: Ein Reiseführer in die Welt von Menschen mit Demenz (2019).

Autoren

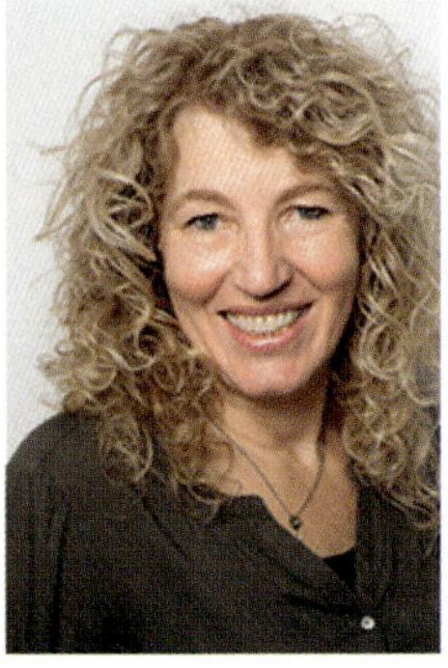

© Foto: privat

Petra Endres (*1965) ist Krankenschwester und Dipl.-Sozialpädagogin, zert. Coach und arbeitet als Trainer und Beraterin mit dem Schwerpunkt Kommunikation & Coaching der Führungsebene und Teams von sozialen Einrichtungen. Die von ihr entwickelte Methode des Assoziativen Dialogs entstand in der Phase der Weiterbildung zur Poesiepädagogin. Sie betreute dort Gruppen, die mit ihrer Biografie Texte entwarfen. Zehn Jahre experimentierte sie mit Gesprächsgruppen mit Menschen mit Demenz. Daraus entstand die Idee des Assoziativen Dialogs sowie das Kommunikationsmodell 3Dkom, welches Veränderungen bei Demenz aufzeigt. Das Buch zur Methode *Nach Worten fischen: Demenz – Kommunikation – Assoziativer Dialog* ist 2018 im Vincentz Verlag erschienen. Heute gibt sie unter anderem Fortbildungen zum Thema Kommunikation und Demenz und hält Vorträge. Das Zentrum ihrer Arbeit heute ist Coaching, Persönlichkeits- und Teamentwicklung in der Pflege mit dem Schwerpunkt wirksam führen. Das Buch hierfür erscheint 2021 im Vincentz Verlag.

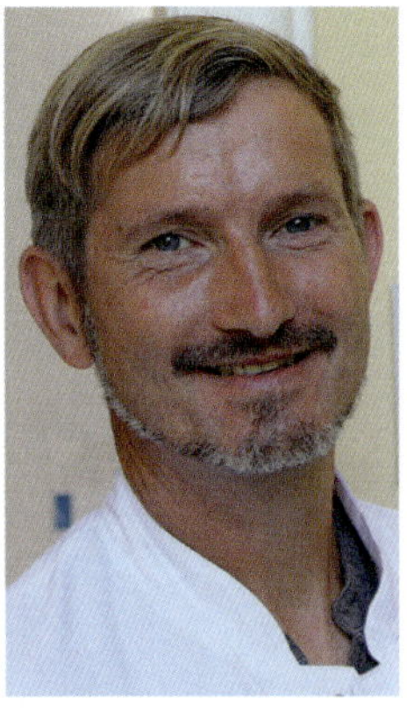

© Foto: privat

Dr. med. Ingo Kilimann hat sein Medizinstudium an der Hohen Universität zu Köln absolviert und ist anschließend in die Schön Klinik Bad Aibling zur Assistenzarztausbildung gewechselt. Zu diesem Zeitpunkt hatte die Klinik deutschlandweit einer der wenigen Alzheimer Therapiezentren. Die weitere Ausbildung folgte in Kliniken in Traunstein sowie Hamburg. Als Facharzt für Neurologie widmet er sich seit seinem Wechsel 2011 zum Deutschen Zentrum für Neurodegenerative Erkrankungen (DZNE) in Rostock nun vermehrt der Versorgung und Erforschung von Demenzerkrankungen. Seit 2013 leitet er die gemeinsame Ambulanz für Gedächtnisstörungen der Universitätsmedizin Rostock und dem DZNE. Ein Schwerpunkt seiner Arbeit stellt die Angehörigenarbeit und -psychotherapie dar.

Prof. Dr. Dr. h.c. Andreas Kruse ist 1955 geboren, ist verheiratet, und hat zwei Kinder und zwei Enkelkinder. Studium der Psychologie, Philosophie, Psychopathologie und Musik an den Universitäten Aachen und Bonn sowie an der Musikhochschule Köln. Er erhielt zahlreiche internationale und nationale Auszeichnungen, darunter 1st Presidential Award of the International Association of Gerontology. Bundesverdienstkreuz, persönlich verliehen durch den Bundespräsidenten Prof. Köhler für die Beiträge zur Generationenforschung und zur internationalen und nationalen Politikberatung (zudem Auswahl für die Dankesrede im Namen der Laureaten). 1999–2002 war er Mitglied der vom ehemaligen Generalsekretär der Vereinten Nationen, Kofi Annan, einberufenen Kommission zur Erstellung des International Plan of Action on Aging, seit 1997 ist er Direktor des Instituts für Gerontologie der Ruprecht-Karls-Universität Heidelberg, 2010–2012 war er Koordinator im Zukunftsdialog der Bundeskanzlerin der Bundesrepublik Deutschland, seit 2003 ist er Vorsitzender der Altersberichtskommission der Bundesregierung, seit 2016 Mitglied des Deutschen Ethikrates (201–2018 Stellvertretender Vorsitzender). Ehrendoktorwürde der Universität Osnabrück im Jahre 2010. Seit Oktober 2018 gehört er dem Heidelberger Universitätsrat an.

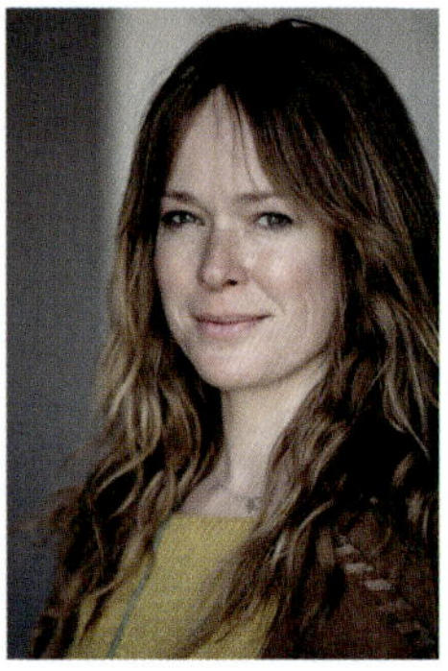

© Foto: Katrin Schöning

Sophie Rosentreter war MTV-Moderatorin und drehte Reportagen (z. B. für Stern-TV). Als ihre Großmutter Ilse die Diagnose Alzheimer gestellt bekam, übernahm sie gemeinsam mit ihrer Mutter die Pflege. Aus dieser Erfahrung heraus entstand ihre Reihe „Ilses weite Welt“ mit Filmen, Fotokarten und Büchern zum Thema Demenz. Die Demenzbotschafterin Sophie Rosentreter hat es sich zur Lebensaufgabe gemacht, Demenz mit Leichtigkeit zu begegnen. Ihr Engagement wurde bereits mit vielen Preisen ausgezeichnet – so wurde sie z. B. zum „Freund der Pflege“ beim Deutschen Pflegetag 2018 gekürt.

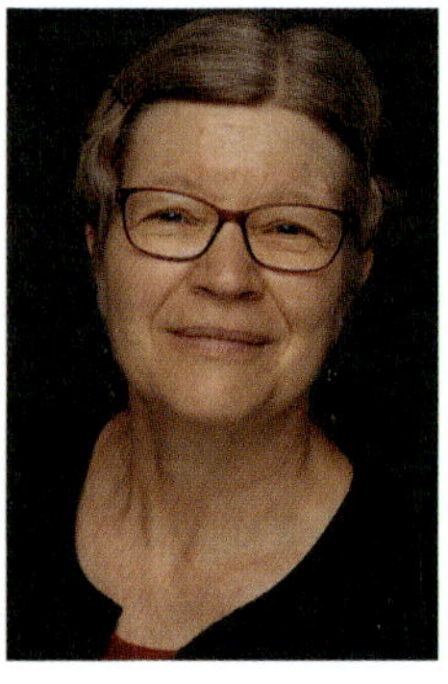

© Foto: privat

Dr. Svenja Sachweh hat durch ihre Doktorarbeit über die Kommunikation in der Altenpflege herausgefunden, dass Sprachwissenschaftlerinnen der Gesellschaft mehr zu bieten haben als nur realitätsferne Theorien – nämlich handfeste, aus dem alltäglichen Sprachgebrauch „destillierte“ Ideen, wie man die Verständigung mit Menschen mit Demenz verbessern kann. Noch immer durchsucht sie ihre Gesprächsaufzeichnungen aus Demenz-WGs nach Best Practice Beispielen. Ihr Wissen gibt sie in Kursen, Vorträgen und Fachbüchern, sowie als Moderatorin des Ratgeberforums „Kommunikation und Konflikte“ des vom Familienministerium betriebenen Wegweisers Demenz weiter.

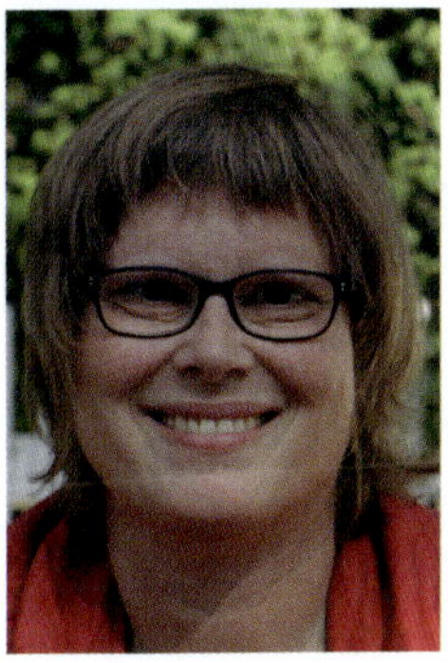

© Foto: privat

Christine Schön ist Redakteurin, Moderatorin und Regisseurin. Besondere Expertise hat sie in der Konzeption von speziellen Formaten im Hörfunk- und Audiobereich.
Sie arbeitet seit 20 Jahren als Hörfunkautorin u. a. für Deutschlandradio Kultur, WDR, SWR sowie als Klangkünstlerin und war Kulturmanagerin u. a. für die Universität der Künste Berlin. Außerdem gibt sie Workshops für MitarbeiterInnen von Seniorenheimen und in Altenpflegeschulen.
Auszeichnungen: Felix-Rexhausen-Preis für das intergenerative Radiofeature Nachhall (SWR, 2009); Deutscher Einheitspreis der Bundeszentrale für politische Bildung im Bereich Kultur für das Projekt Interzone – Stationen zwischen Ost und West (2006).
Sie ist Gründungsmitglied und Vorstandsvorsitzende des Vereins Herzton – Mediale Begegnungsräume für Generationen e. V., der Klang- und Kulturprojekte für Menschen mit Demenz umsetzt (www.herzton-verein.de, www.herzton.org). Seit 2016 erscheint die von ihr entwickelte Sendungsreihe „Hörzeit – Radio wie früher für Menschen mit Demenz und ihre Angehörigen“. Der von ihr initiierte Demenz-Podcast erscheint seit April 2019 (www.demenz-podcast.de). Zurzeit plant sie ein Internetportal mit Lebensgeschichten, die im intergenerativen Austausch gesammelt werden und einen Radiosender von und für alte Menschen.

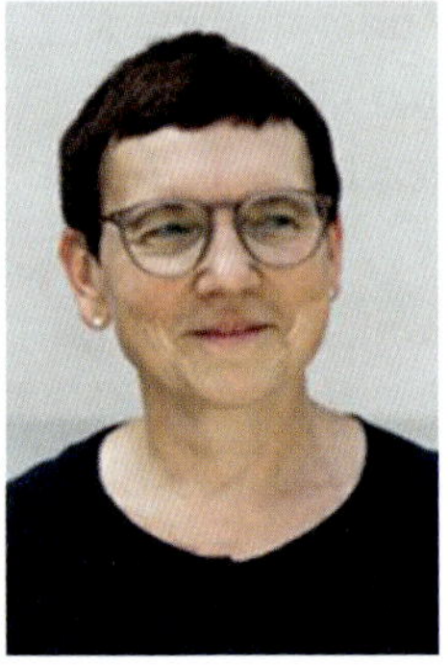

© Foto: privat

Ulrike Weigel ist gelernte Krankenschwester und in der Altenhilfe „groß geworden". Sie hat 20 Jahre Erfahrung in der Altenhilfe (Pflegefachkraft, Pflegedienstleiterin, Heimleiterin). Ihr beruflicher Fokus lag und liegt mit Freude in der Arbeit mit Menschen mit Demenz und ihren Angehörigen. Tätigkeit in der Vergangenheit auch in der Beratung von Angehörigen und Durchführung von Angehörigenkursen; Betreuung einer Selbsthilfegruppe von Menschen mit Demenz aktuell; Leitung des Runden Tisches Demenz in Zwickau aktuell (beides Ehrenämter); seit 2012 Trainerin für Integrative Validation nach Richard®; seit 2017 freiberuflich als Dozentin im Themenfeld Demenz tätig.